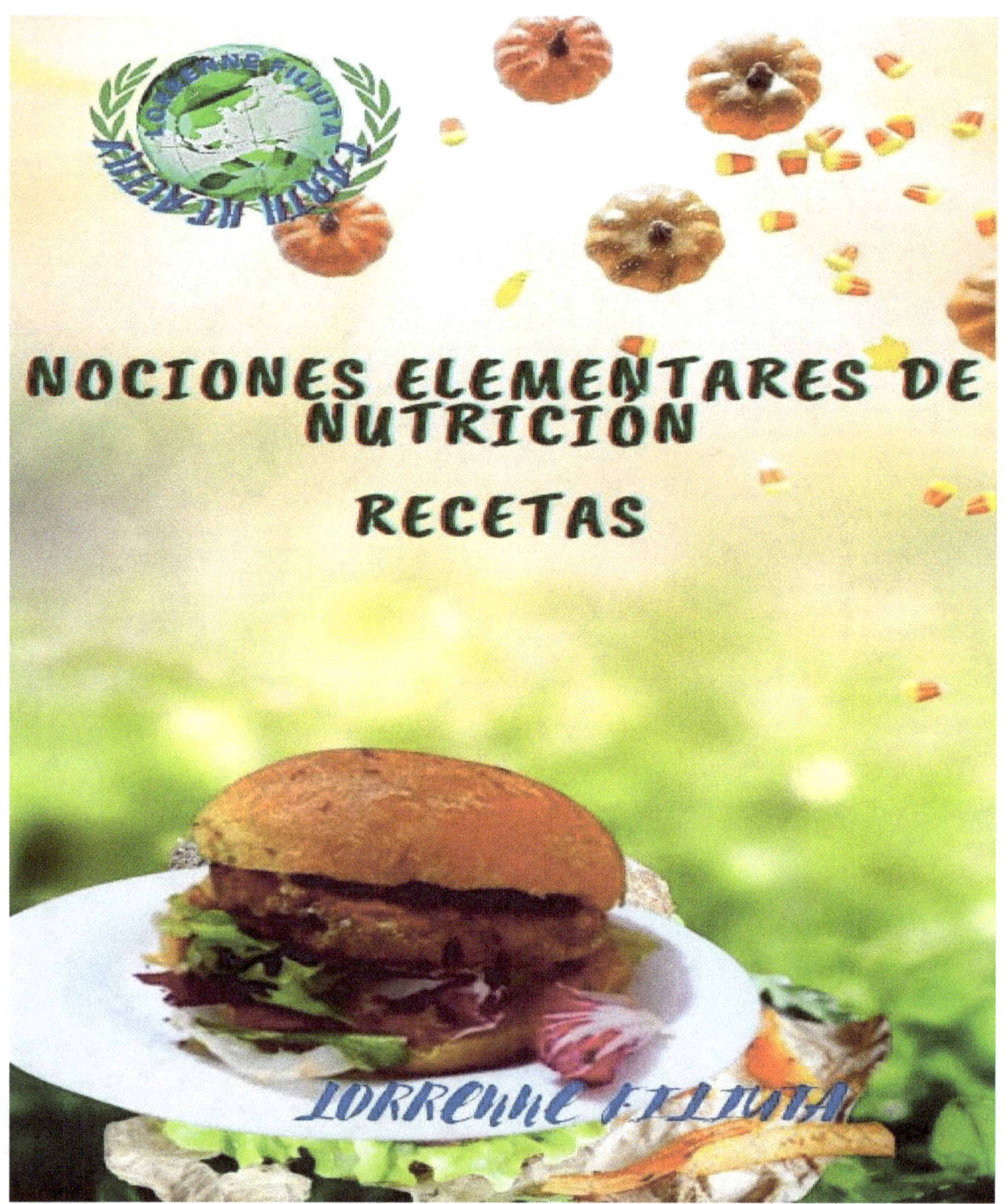

NOCIONES ELEMENTARES DE NUTRICION

RECETAS

1

Indice

CAPITULO I

Macronutrientes

Para conseguir nuestro ojectivo: tener una vida longeva, sana y feliz, hay que entrelazar una dieta equilibrada, nutritiva, saludable con ejercicio físico moderado, tomar sol lo necesario para fortalecer el cuerpo, tomar el tiempo necesario para nuestra mente y espíritu, haciendo lo que nos aporta el estado de bienestar (viajar, leer, ver películas, escuchar música), eliminar los factores de estrés en la medida de lo posible.

Para realizar correctamente un menú, bien sea para la familia, para restaurantes o cualquier institución donde se sirve comida se necesitan unas nociones básicas de nutricia.
Estar bien alimentado no es lo mismo con estar bien nutrido.
Cada organismo tiene necesidades particulares en función de cada etapa de su vida, estado de salud, actividad, etc.
No hay una dieta ideal para todas las personas.
Una alimentación equilibrada tiene que incluir todos los elementos nutricionales necesarias:

Macronutrientes: -proteínas

-glucides

-lipidos

Micronutrientes: -vitaminas

-minerales

Agua

Macronutrientes

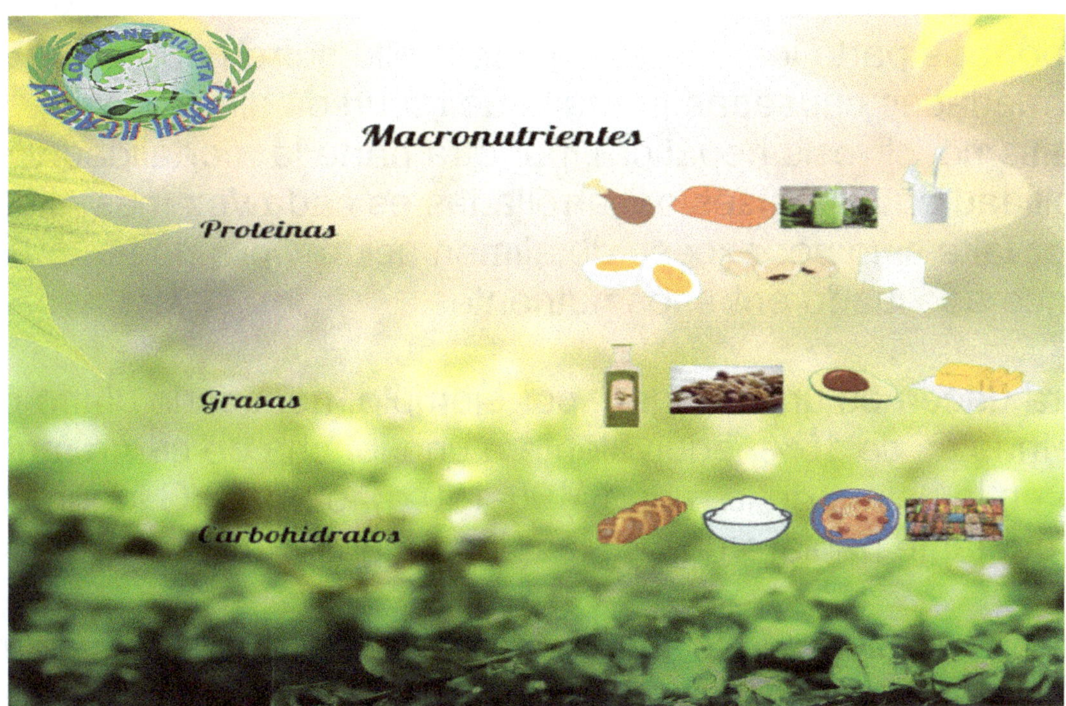

La alimentación :

es un proceso voluntario, consciente, puede ser educado, que interviene en el proceso de prevención o de recuperación de la salud, en crecimiento, desarrollo, en el mantenimiento de la salud en condiciones optimas.

4

<u>La Nutrición</u> :

es el proceso involuntario realizado del organismo umano para transformar y utilizar todos los alimentos ingeridos.
 No puede ser cambiado de manera voluntaria.

 Si por una parte los países en desarrollo sufren por las enfermedades causadas por falta de recursos alimenticios (raquitismo, cirrosis hepática), por otra parte la mortalidad y morbilidad en los países desarrolladas es cada vez mas alta, pero no por falta sino por exceso de alimentación y por no tener un balance adecuado entre los nutrientes.

 Para hacernos una imagen, por ejemplo: necesario diario de proteínas es de 15%, equivalente a una loncha de carne magra que cabe en la palma de la mano (100-150 g); o 60-80 G leguminosas. Mas adelante hablaremos de los demás nutrientes.

 Todo lo que sobra se transforma en grasa y empieza a cubrir los órganos internos, las arterias, por consiguiente se llega a la obesidad, aterosclerosis, AVC, infarto de miocardio, sin especificar que es inestetico.

 Para un funcionamiento normal del organismo, los Macronutrientes din alimentación deben consumirse en cantidades optimas, y los Micronutrientes no deben faltar para que las reacciones de transformación , procesamiento, absorción y utilización de los nutrientes de todas las células del organismo funcione correctamente.

5

Necesario energético diario se obtiene de los carbohidratos, lipidos y proteínas.
 Los carbohidratos y las poteinas aportan 4kcal/G; los lipidos 9kcal/G.

 Para un equilibrio alimentario mas cerca del ideal, los Macronutrientes se repartizan de la siguiente manera:
- <u>carbohidratos</u> 55% del necesario calorico diario;

- <u>proteínas</u> 15% del necesario calorico diario;

 - <u>lipidos</u> 30% del necesario calorico diario.

 Por ejemplo: para una dieta de 2000 kcal/día, tenemos:
-carbohidratos 55% x 2000 kcal/4kcal=275 G
-proteínas 15% x 2000 kcal/4 kcal=75 G
-lipidos   30% x 2000 kcal/ 9kcal= 66 G

Lasana con espinacas y queso

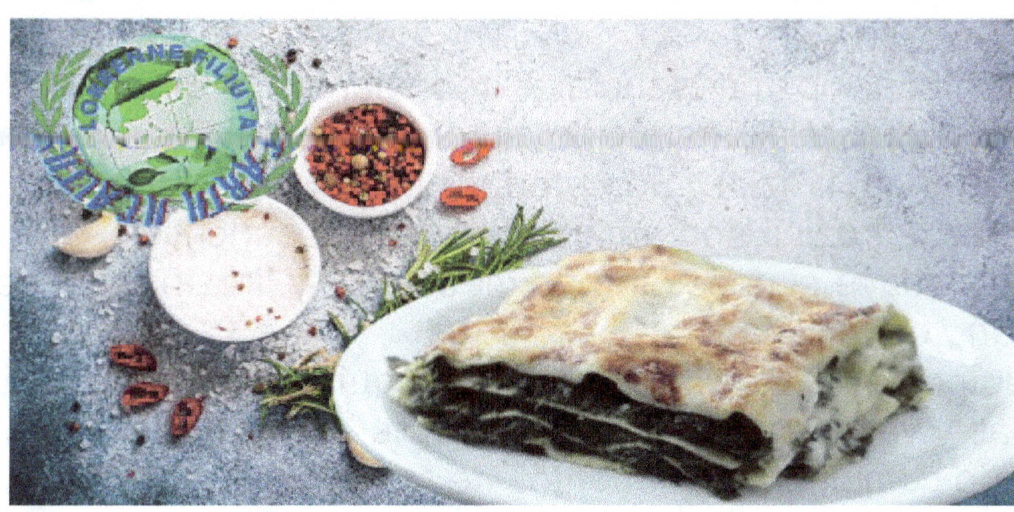

Proteínas

Son elementos estructurales, funcionales fundamentales, siendo implicadas en numerosos procesos metabólicos; su misión siendo de construcción, transporte, reparación, interviene en funcionamiento adecuado del sistema inmunitario; se encuentra en tendones, huesos, músculos, órganos internos, hormonas, neurotransmisores.

Los elementos básicos de las proteínas son los aminoácidos unidos por cadenas largas.

Hay 20 aminoácidos , 9 de ellos son esenciales. El organismo no los puede sintetizar y deben obtenerlos de la alimentación o de los suplementos alimenticios y 11 no son esenciales y se pueden sintetizar a partir de los otros.

Los aminoácidos esenciales son: histidina, leucina, isoleucian, metionina, lisina, fenilalanina, treonina, triptofano,valina.

Los aminoácidos neesenciales son: alanina, arginina, asparagina, ácido aspartico, cisteina, ácido glutamico, glutamina, glicina, prolina, serina, tirozina. Son producidos del organismo.
Cisteina y tirozina son aminoácidos semiesenciales.
Cisteina reduce el necesario de metionina, y tirozina reduce necesario de fenilalanina.
Saberlo nos ayuda en la preparación equilibrada de las dietas veganas y vegetarianas por ser la carne la proteína completa y sabiendo combinar los alimentos de manera correcta que no falte los nutrientes necesarios de la comida.

7

Histidina y arginina son aminoácidos parcial semiesenciales, siendo esenciales en la infancia y en condiciones extremas (esfuerzo intenso, enfermedad grave).

Fuentes de proteína completa de origen animal

Fuente	Foto	Proteinas/100g	kcal
Carne de pavo		30	135
Carne cerdo		15	388
Carne ternera		21	118
Carne pollo		20	128
Salmon		25	244
Huevo		14	35
Vaso leche entera		3,5	66

Ejemplo de proteína completa de origen animal:

Guiso con ternera y ensalada

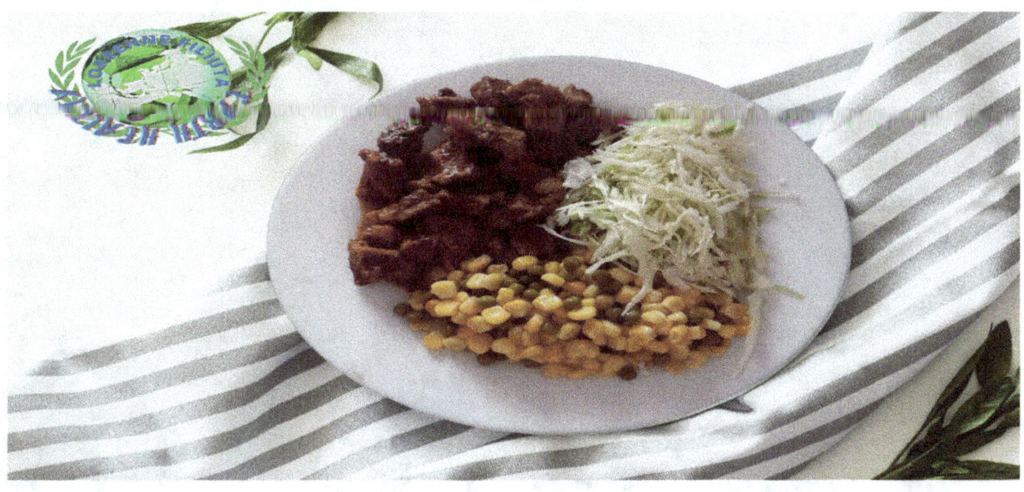

En el proceso de elaborar platos hay que tener en cuenta las alternativas saludables que se encuentran en la naturaleza; un gran abanico de alimentos vegetales con cual podemos crear platos esquizitos, sabrosos, nutritivos, apetitosos sin lor riesgos que conlleva una alimentación rica en productos de origen animal.

Fuentes de proteína completa de origen vegetal

Fuente	Foto	Proteina/100g	Kcal
Quinua		14	370
Alforfon		13,25	343
Soja		36	335
Canamo		31	553
Chia		18,3	490
Setas		3,1	22
Espirulina		55	290

Ejemplos de platos con alimentos vegetales que contienen todos los aminoácidos esenciales:

Hamburguesa de quinua

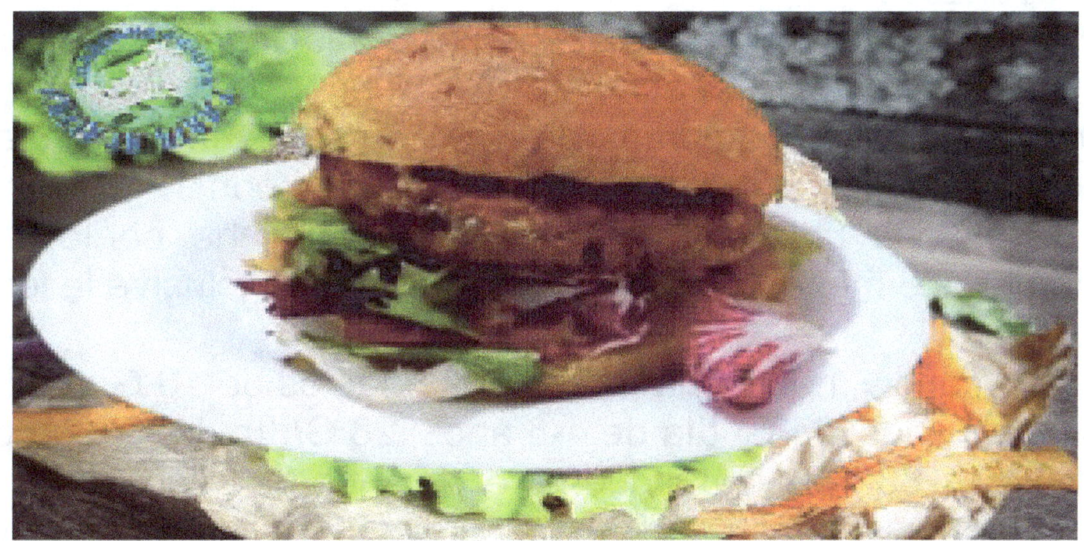

Leche de canamo

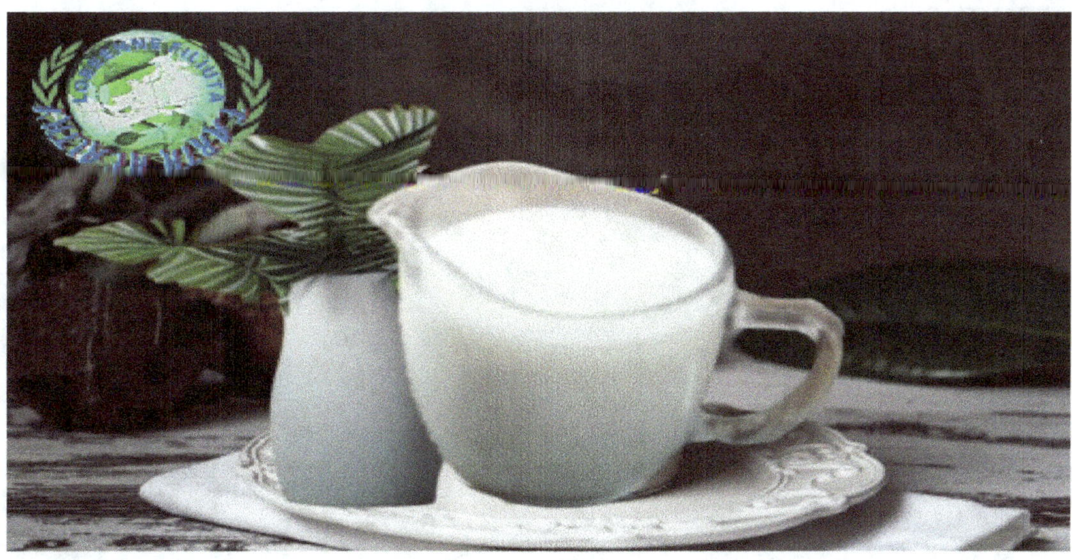

In Europa, un adulto consume como media 0,85 G/kg cuerpo *diario, lo que significa que un hombre esta consumiendo entre 67-114 G/día* y una mujer entre 59-102 G/día.

El calculo se hace en función de edad, peso, actividad: el necesario es de 0,85 G/kg cuerpo adultos, inclusive adultos de edad avanzada.

En el embarazo, necesario de las proteínas se incrementa con 150 kcal en el primer trimestre y 300 kcal en los siguientes.

En la lactancia, en los primeros 6 meses necesario de proteínas hay que suplementario con 15g/ diario y luego con 12 G/ diario. Son necesarias 85 kcal para producir 100 ml leche, por lo cual en los primeros 6 meses con 640 kcal se obtiene exclusive la leche materna.

En la infancia, necesario de las proteínas es de 16 G/día en los primeros 3 anos; 24 G/ día de 4-6 anos; 28 G/día de 7-10 anos; respectiva 0,83-1,31 G/ kg cuerpo en función de edad y actividad física, Para los atletas necesario alcanza 1,6-1,7 G/ kg cuerpo.

Necesario de proteínas de las personas de 3-a edad es de 0,75g / kg cuerpo/día.

Necesario de Proteínas en función de la edad

Edad	g/kg cuerpo	g/dia
1-3	1,1	16
4-8	0,95	19
9-13	0,95	34
14-18	0,85	46-52
18+	0,83-1,31	50-80
3-a edad	0,75	45

La carne, el pescado, los lácteos, los huevos, algunas leguminosas, algunas algas, semillas de canamo, alforfón, quinua,soja, tienen todos los aminoácidos esenciales; en cambio algunos alimentos de origen vegetal contienen solo parcialmente.

Fuentes de proteína incompleta de origen vegetal

Fuentes	Fotos	Proteinas/ 100g	Kcal
Garbanzos		21,8	361
Alubias		8,30	132
Lenteja roja		27,7	362
Guisantes		7	70
Arroz		2,7	130
Seitan		25	120
Nueces		14,3	660
Almendras		20,3	620

   Los aminoácidos que faltan en los alimentos de origen vegetal varían de un elemento a otro, pero hay una particularidad: en los cereales faltan el aminoácido esencial – lisina y triptofano, en cambio en las leguminosas falta metionina y cistina.

   Por la combinación de los dos grupos se obtiene la proteína completa con todos los aminoácidos esenciales de calidad superior a la de la carne.

   Ejemplo:
se pueden combinar:
-las lentejas, garbanzos, alubias con arroz o cereales integrales;
-maíz con guisantes verdes;
-pan con guisantes;
-legumbres y frutos secos (ensalada de lentejas con nueces);
-cereales con frutos secos (arroz con anacardos);
-cereales, legumbres con semillas de sésamo, o quinua, o amaranto.

Pimiento relleno con arroz y champinones

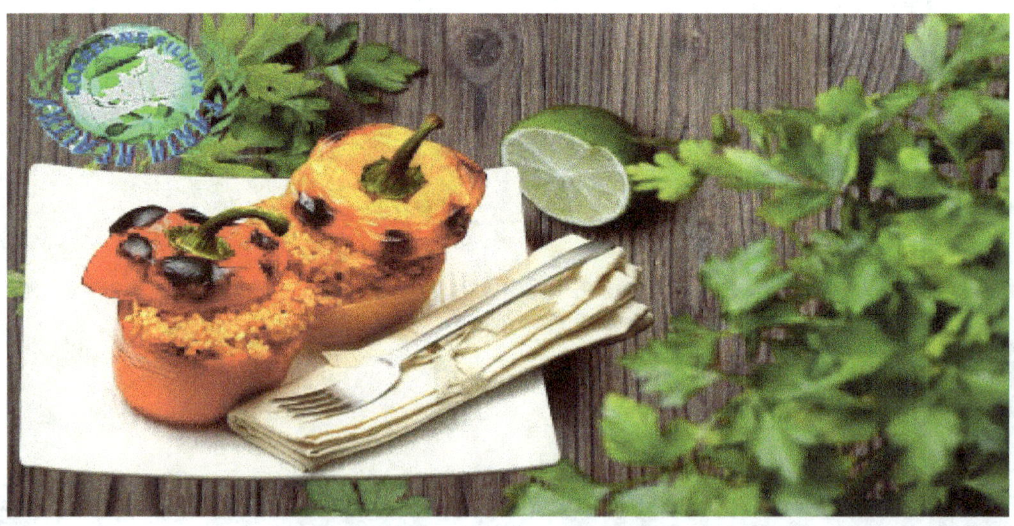

Por la combinación de los alimentos para obtener la proteína completa, no solo aportan beneficios económicos, sino presentan beneficios nutricionales, por que aportan fibras, minerales, vitaminas; no incrementan los valores de colesterol y trigliceridos por el consumo de grasas saturadas que se encuentran el la carne y productos lácteos.

No hay que combinar los alimentos necesariamente en la misma comida. Por ejemplo si a mediodía comemos lentejas, podemos comer arroz en la cena, o al día siguiente.

Ensalada de quinua

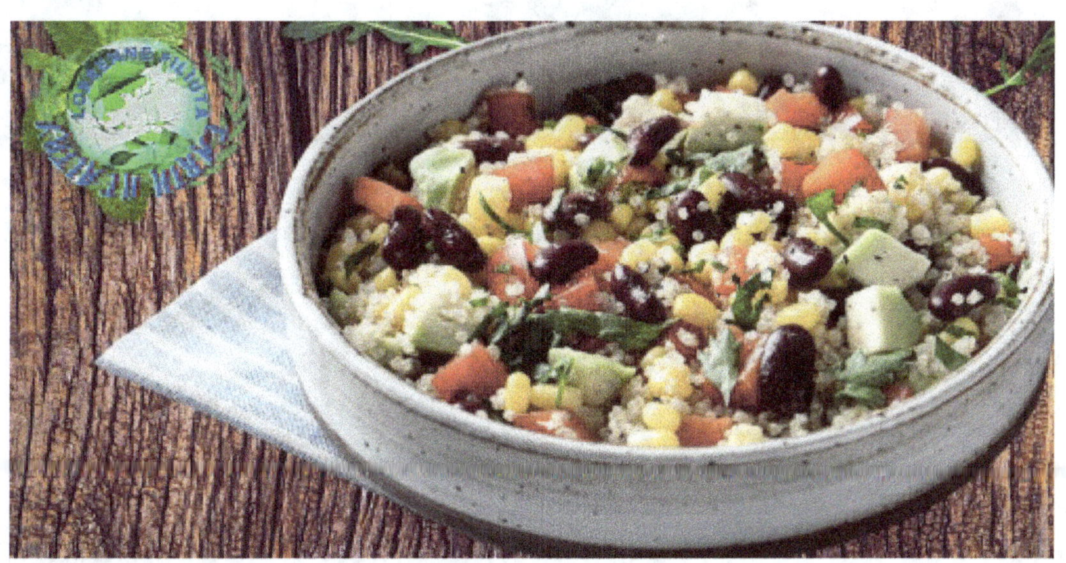

Piure de alubias

con salsa de tomate, arroz con legumbres y ensalada de lechuga con zanahoria, semillas de girasol, semillas de calabaza, aceite de oliva.

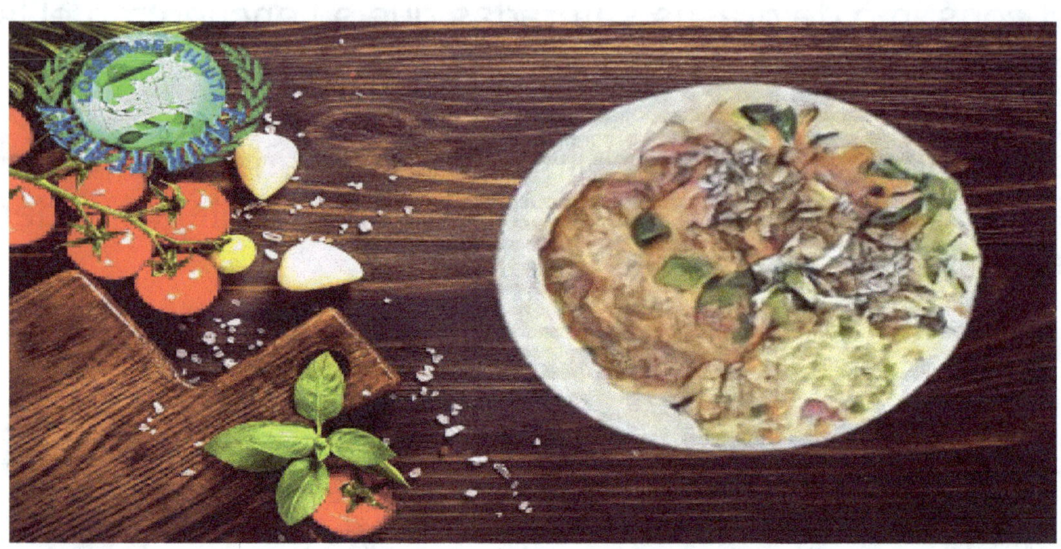

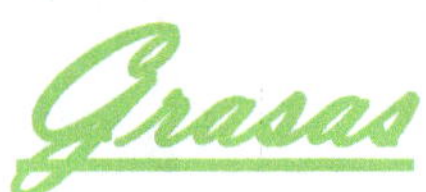

Grasas

Empezando con el lema:,, Que nuestra alimentación sea nuestra medicina", podríamos prevenir muchas enfermedades de la vida moderna (diabetes, obesidad, cáncer, HTA, AVC), solo por tener una alimentación correcta.

Las grasas siempre han sido denominadas como ,,malas" y con el deseo de no engordar, o perder peso, han sido eliminadas de la alimentación, o disminuidas drásticamente; el resultado siendo un desequilibrio grave en el organismo.

  Tienen una función muy importante en el organismo: en primer lugar como fuente de energía,1 G de grasa liberando 9 kcal; también tiene función estructural, siendo parte de la constitución del pared

celular; de las grasas se sintetizan hormonas; también tiene función de transporte de las vitaminas liposoluble: vit A, D, K, E.

Fuentes de grasas

Grasas	Fotos	grasas/100g	calorias/100g
Carne de cerdo		35	388
Carne de ternera		35	401
Carpa		2.8	104
Leche entera de vaca		3.6	67
Yogur		3.2	55
Queso graso de vaca		24.9	285
Margarina		82	786
Manteca de cerdo		99.6	928
Aceite de girasol		32.3	929
Aceite de soja		99.9	928
Semillas de girasol		32.53	420
Nueces		60	654
Cacahuetes		44.5	584
Mantequilla		80	806

La grasa da sabor a los preparados y su aporte da la sensacional de saciedad.

Hay tres tipos de grasas:
 -**saturadas**
 -**insaturadas** -**monoinsaturadas**
  -*poliinsaturadas*

 -**trans**

Las grasas trans,

son las mas perjudiciales par la salud; se obtienen por la hidrogenación de los aceites vegetales, o grasas animales, para ser menos susceptibles de llegar a ser rancias y para que dure mas tiempo en el mercado. Se encuentran en: margarinas, mantecas; en los aceites después de freír en especial cuando usamos para freír aceites que generan sustancias toxicas por su degradación al someterse a altas temperaturas; fara freír mejor hay que usar aceites de orujo de oliva, aceite de girasol (debido a su resistencia a altas temperaturas); el aceite de oliva aunque tiene propriedades sanas, al freír se pierden y es mejor emplearlo en crudo, en ensaladas. Mejor seria no freír nunca.

17

Las grasas saturadas,

se encuentran en especial en los productos de origen animal y sus derivados, en los lácteos y sus derivados, aceite de coco, aceite de palma.

El aporte diario de grasas saturadas en la alimentación debe ser menos de 10%.

Ejemplos de platos con grasas saturadas:

Patata rellena de queso

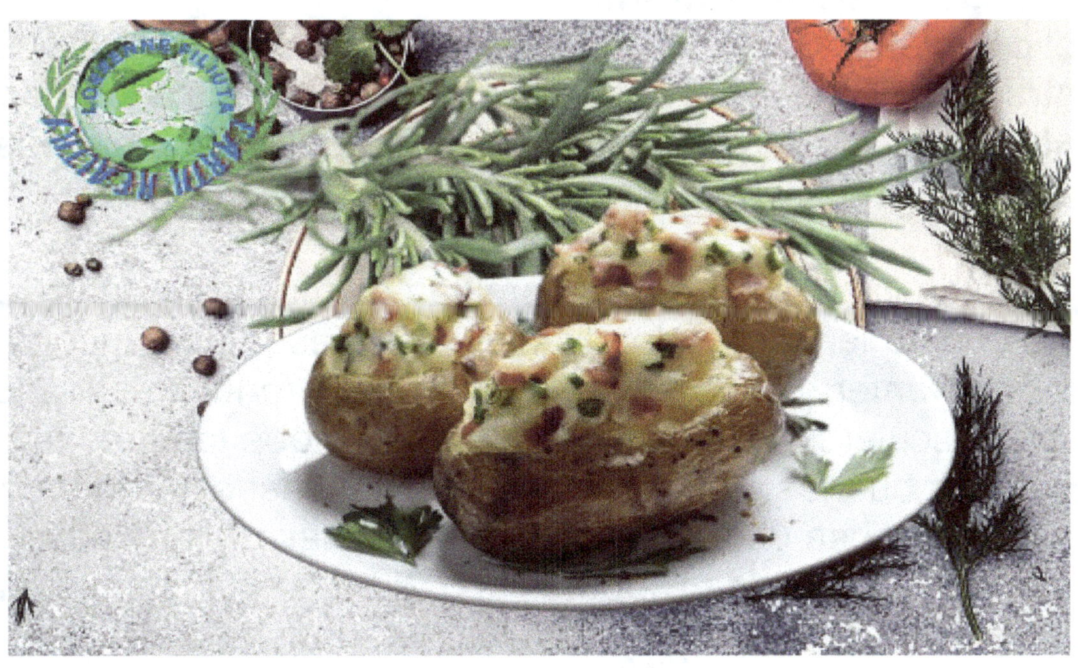

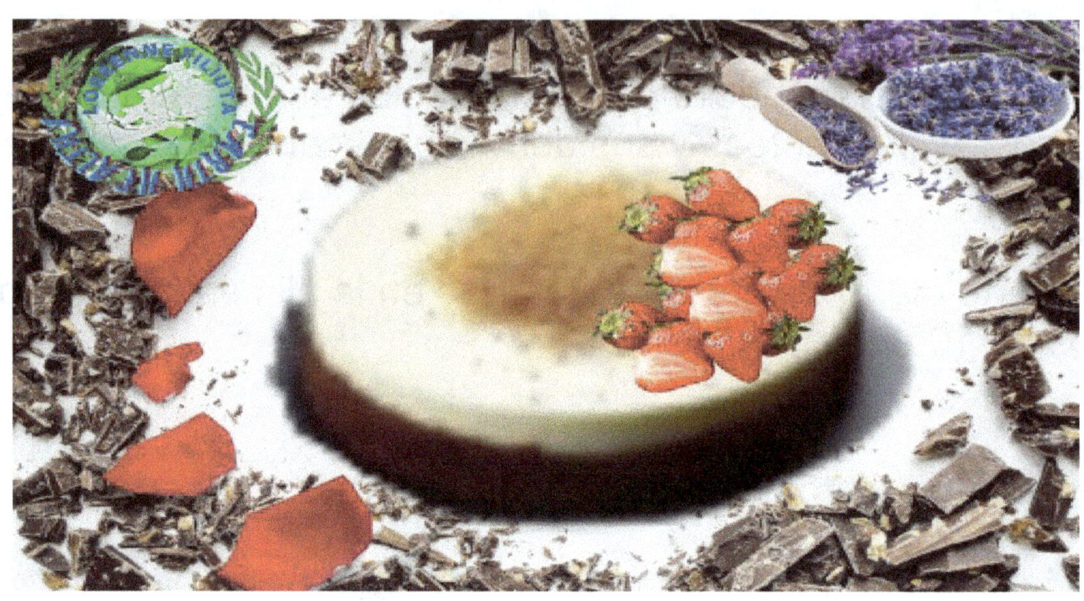

Las grasas monoinsaturadas
bajan el colesterol malo-LDL y sube el colesterol bueno-HDL. Se
encuentran en los aceites vegetales que son líquidos a temperatura
ambiente: (aceite de oliva, aceite de aguacate, aceite de nueces),
en cacahuetes, semillas de girasol, aceitunas.

Su aporte de vitamina E en las comidas es muy importante siendo
beneficioso para la piel y pelo; disminuye el riesgo de cáncer;
previenen las enfermedades cardiovasculares; reduce el riesgo de
trombosis vasculares; al tener menos calorías que las grasas
saturadas son buenas en las dietas hipocaloricas; ayudan en el
control de la glucosa (siendo importantes en las dietas de las
personas que padecen de Diabetes tipo 2; bajan la inflamación en
el organismo; disminuye el dolor en las personas con artritis.

<u>**Las grasas poliinsaturadas**</u>

son esenciales. Eso significa que es imprescindible su aporte por la alimentación; el organismo siendo incapaz de sintetizarlas.
 Estos tipos de aceites son: omega 3 y omega 6 y hay que tener una proporción adecuada en el aporte diario.
Según la OMS se recomienda consumir entre 20-35 % de grasas total, de las cuales entre 6-11 % deben ser poliinsaturadas; omega 6, entre 15-20% monoinsaturadas, y menos de 10 % grasas saturadas.

   Omega 6 se encuentra en abundancia en aceites vegetales (aceite de soja, aceite de maíz, aceite de girasol); semillas de girasol; semillas de sésamo; semillas de calabaza; semillas de lino; germen de trigo; huevos, carne de pollos.

   Ejemplo de recetas con aceites poliinsaturados:

Pan con semillas de chia, girasol, sésamo y aceite de oliva:

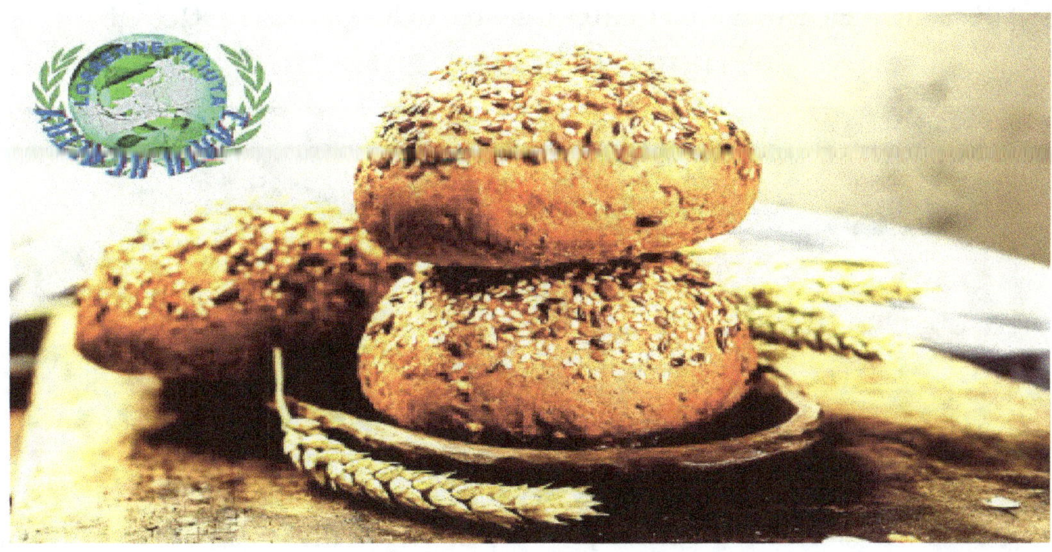

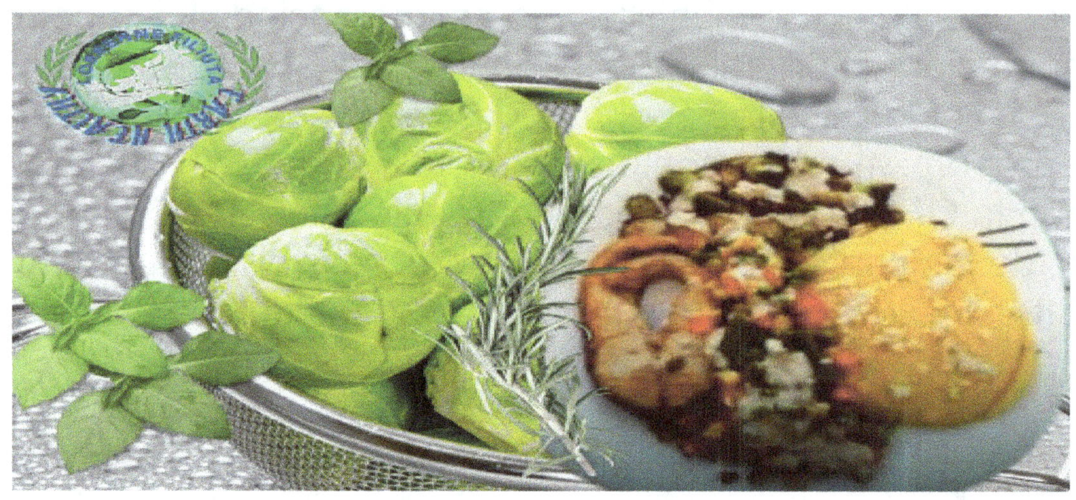

Omega 3 se encuentra en pescado graso (salmón, trucha, arenque, ton, sardinas); aceites vegetales (de lino, soja); nueces; cacahuetes; semillas de chia, semillas de lino, algas marinas.

Seria ideal el aporte de Omega 6 y Omega 3 en la alimentación en una relación entre 1:1 y 4:1.Omega 6 en exceso puede tener efectos inflamatorios; por lo contrario Omega 3 baja la inflamación en el organismo.

Ejemplos de recetas con alto contenido de Omega 3:

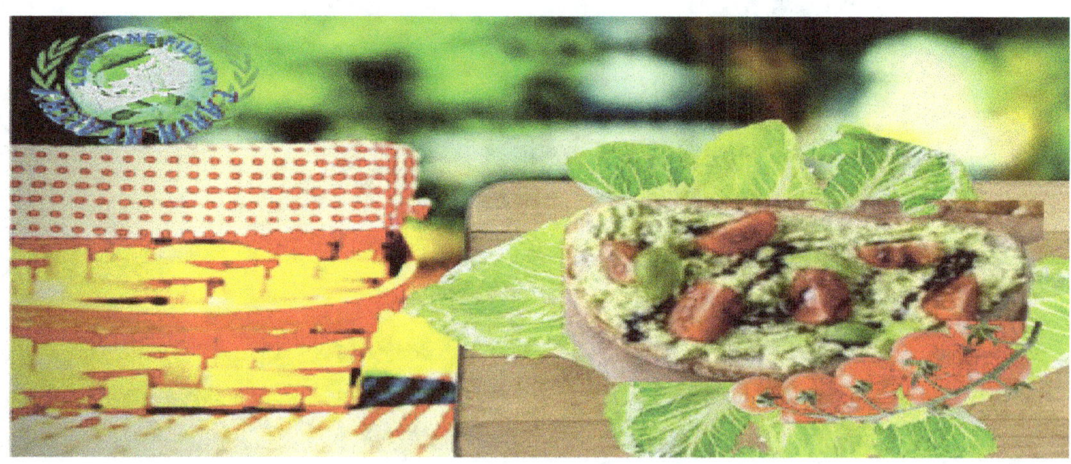

Pudin de chia

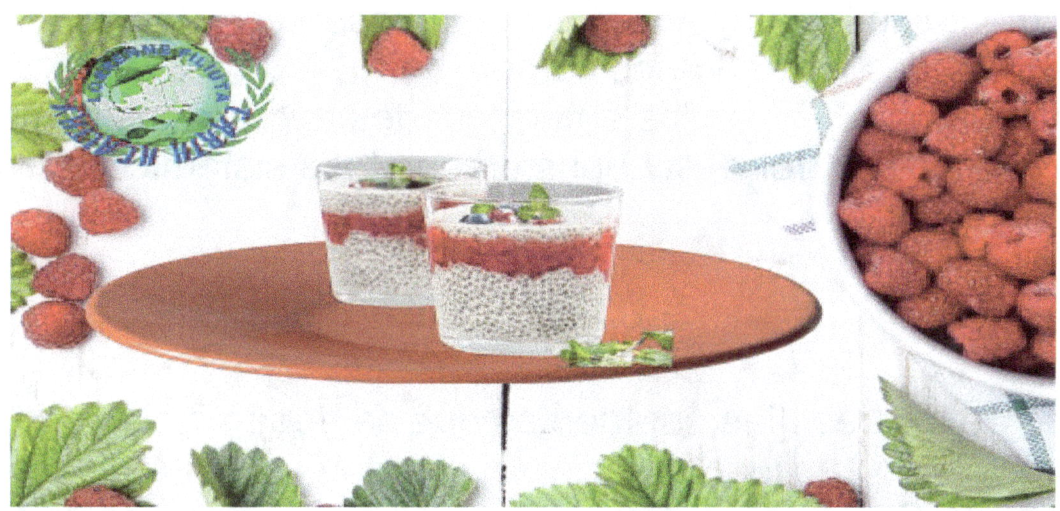

El aporte de omega 3 en la alimentación es muy importante en el embarazo, lactancia y en el crecimiento de los niños, siendo muy importante en el desarrollo del cerebro.

Según El centro Nacional SUA de información de la Biotecnología, un equilibrio entre el aporte de omega 6 y omega 3 baja la incidencia de enfermedades cardiovasculares, cáncer de mama, cáncer de colon, enfermedades inflamatorias y enfermedades autoimune; aumenta la elasticidad de las paredes vasculares y previene la hipertensión; baja los trigliceridos, aumentando el HDL (el colesterol bueno).

Pero omega 6 también es importante por ser parte constituyente de las membranas celulares, estimula el crecimiento del pelo, favorece la salud osea y reproductiva, entra en la constitución del cerebro; solo que no hay que incrementar el aporte mas de 5 partes frente al aporte de omega 3.

Con el incremento de omega 3 en la alimentación o bien incremento de los suplementos se ha observado una mejoría en las enfermedades inflamatorias como:
artritis reumatoides; en las enfermedades autoimunes como: la enfermedad de Crohn, el Lupus eritematoso sistémico, o Psoriasis.

Carbohidratos,

Uno de los tres Macronutrientes que se deben incluir en la alimenticio en cantidad apreciable, siendo importante fuente de energía (1 G de carbohidratos libera 4 kcal), en particular para el cerebro, cuyo consumo es de 20% de la ingesta diaria y no solo el cerebro, también para un buen funcionamiento del metabolismo y los muslos y claro para todas las células del cuerpo.

Carbohidratos saludables

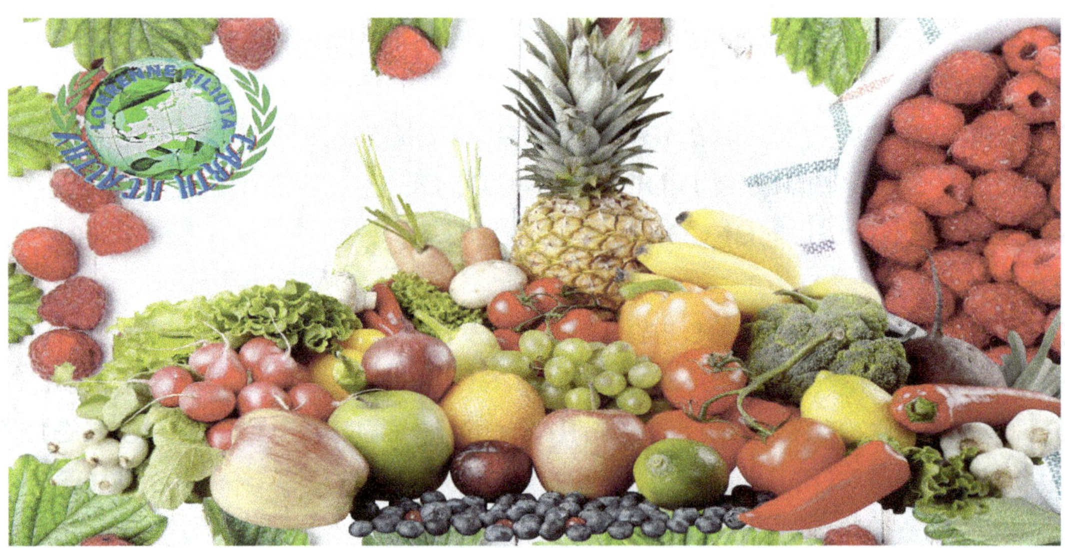

Fuentes de carbohidratos

Fuente de CH	Foto	CH	kcal/100g
manzana		14	52
platano		23	89
azucar moreno		98	400
batata		29	100
nueces		13,5	654
almendras		21,57	579
pan de trigo entero		17	238
avena		12	71
quinua		21	120
chia		49	490
lentejas		20,1	116
alubias		23,7	132
aroz integral		110	22,78

Existen
tipos de carbohidratos:- **simples**,
denominados también azucares simples; presentes en los azucares
refinados, dulces, caramelos, frutas, leche.

-**complejos**,
 o almidones; siendo las reservas de azúcar en las legumbres y
cereales ; aquí entran también las fibras, encontradas en los
cereales integrales, frutas y verduras.

,,La Administración de alimentos y medicamentos,, o en ingles ,,
Food and Drug Administrativo,, (FDA), recomienda un aporte diario
de 275 G carbohidratos de un necesario de 2000 kcal/día; en

proporción de entre 50 – 60% ; el valor varia según la edad de la persona, genero, peso, actividad, estado de salud.

Carbohidratos „malos"

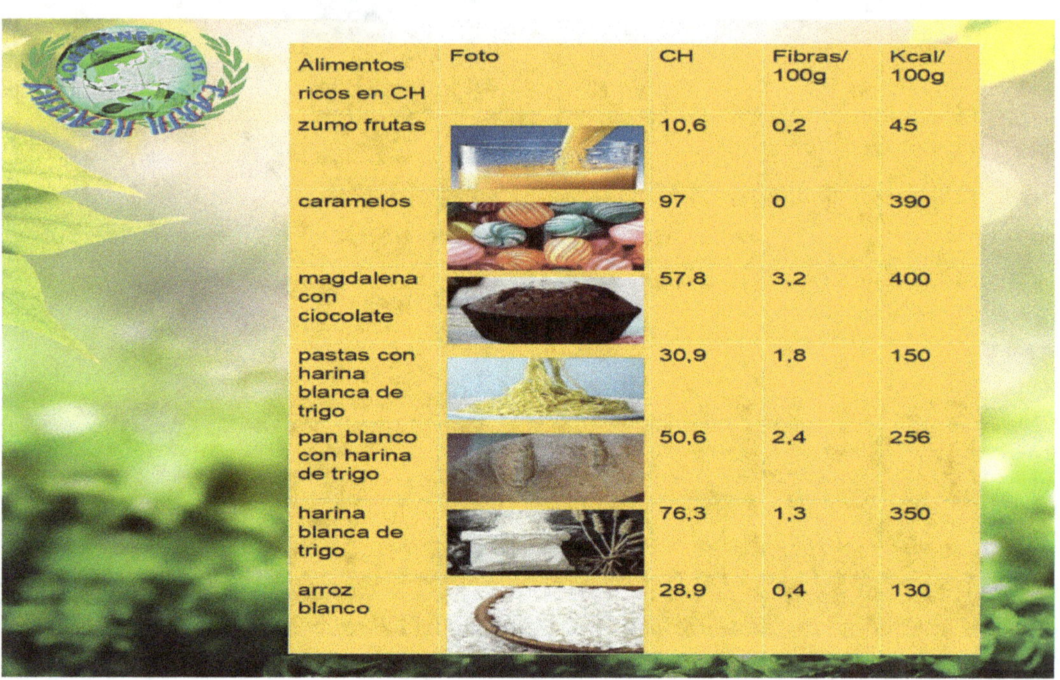

Alimentos ricos en CH	Foto	CH	Fibras/ 100g	Kcal/ 100g
zumo frutas		10,6	0,2	45
caramelos		97	0	390
magdalena con ciocolate		57,8	3,2	400
pastas con harina blanca de trigo		30,9	1,8	150
pan blanco con harina de trigo		50,6	2,4	256
harina blanca de trigo		76,3	1,3	350
arroz blanco		28,9	0,4	130

Ejemplo de plato con alto contenido de carbohidratos:

Caramelos

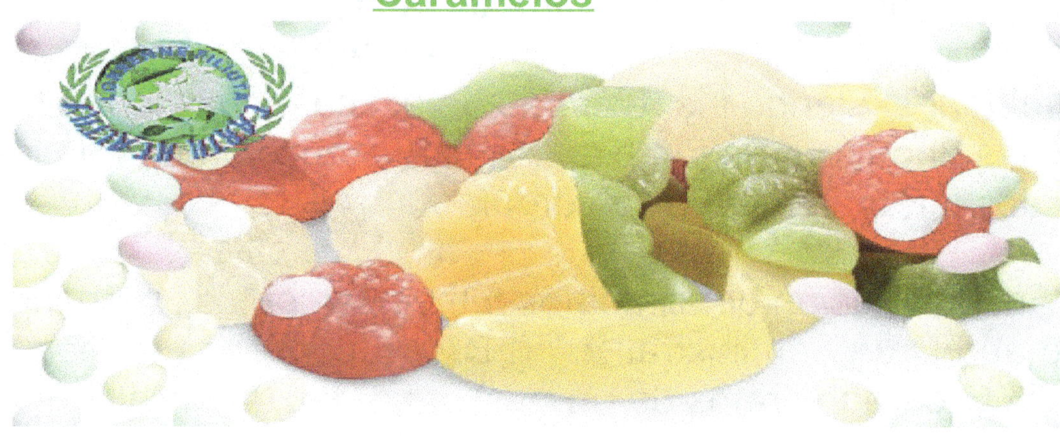

Una dieta baja en carbohidratos, o dieta cetogenica se usa en el tratamiento de algunas enfermedades. Desde 1920 se usa en el tratamiento de la epilepsia la dieta cetogenica, con un aporte de 75-80 % de grasas, resto de 20% siendo proteínas y carbohidratos.

También se emplea en el tratamiento del cáncer, algunos trastornos mentales, diabetes, obesidad, alzheimer.

En los cerebros de las personas con alzheimer se ha observado que no pueden utilizar glucosa, sino los cetones sintetizados en el hígado a partir del metabolismo de las grasas.

La dieta cetogenica se puede emplear en periodos cortos o medianos; si se emplea por un periodo largo de tiempo, hay que introducir dos días en la semana Carbohidratos provenidos de las patatas, o un par de frutas para prevenir la aparición de cetosis, y en consecuencia el riesgo de padecer enfermedades relacionadas.

Se pueden obtener mejores resultados si se incrementa la ingesta de carbohidratos complejos, o sea – las fibras, sin tener los efectos secundarios por una dieta rica en grasas, excepto los casos donde es imprescindible usar una dieta cetogenica; así baja el colesterol,, malo", se regula la glucosa en la sangre, mejora el rendimiento cerebral, mejora el transito intestinal, se trata el estreñimiento y los hemorroides, se baja de peso.

Fuentes de fibra	Fotos	Fibras/100g	CH/100g	Kcal/100g
manzana		1,3	14	52
zanahoria		2,8	9,6	41
espinaca		2,2	3,6	23
batata		2,5	29	76
coliflor		2,5	5,3	25
pan integral de trigo		6	50,6	256
almendras		12,5	21,5	579
nueces		6,7	13,7	654
alubias		8,7	23,7	132

Cuanta cantidad de CH hay que tomar: se recomienda entre 55-60% /día, de los cuales menos de 10% deben ser azucares simples; entre 20-30 G fibras, tanto solubles: pectinas, gomas, mucilagos provenidas de los cereales integrales, algunas frutas y legumbres, frutos secos, como insolubles- celulosa y lignina, que se encuentran en los granos enteros, frutas, verduras y carbohidratos complejos.

Para hacernos una idea de las proporciones correctas de la comida que ingerimos podemos usar el método de la mano, que refleja la cantidad diaria que se debe consumir:

-como proteína,

la porción adecuada debe ser la cantidad de carne o pescado que quepa en la palma de la mano (alrededor de 100-150 G);

-como grasa,

cuando usamos mantequilla,aderezos, la porción adecuada debe ser la punta de un dedo o una cucharadita, y para grasas saturadas (queso madurado, jamón), la porción adecuada seria de dos dedos o 30 G;

-carbohidratos (pasta, arroz, legumbres):

 la recomendación seria la de la parte frontal de un puno cerrado, o media taza;

-hortalizas y verduras:

se recomienda consumir lo que quepa en las dos manos abiertas; o dos tazas; frutos secos, la porción ideal seria la de un punado o 30 G; frutas: una porción seria lo que quepa en una mano abierta.

El método de la mano

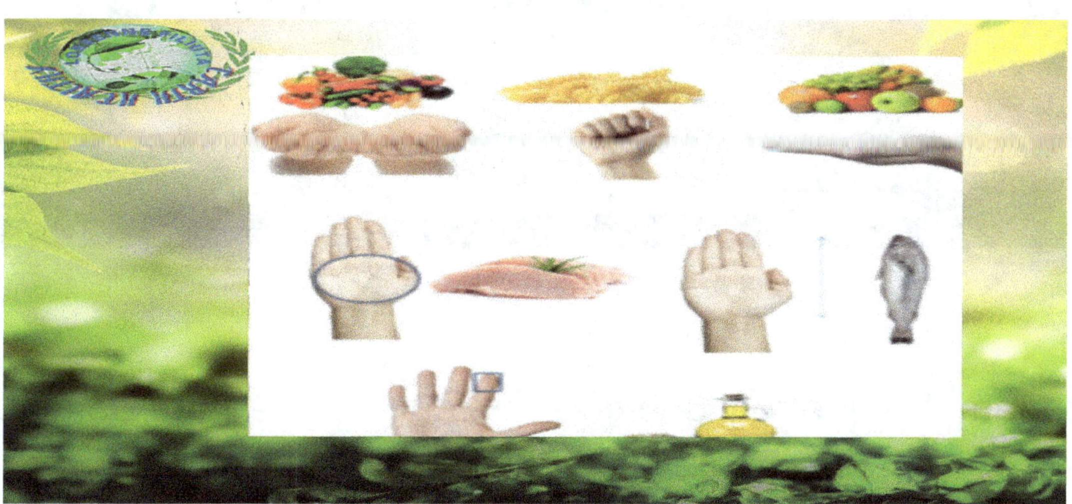

ALIMENTO	FRECUENCIA	CANTIDAD EN GRAMOS/ RACION
CARNE	2-3/SEMANA	NO MAS DE 125 G CARNE ROJA/ SEMANA MAXIMO 325 G CARNE BLANCA/ SEMANA
PESCADO	2-3/ SEMANA	150 G
LECHE Y DERIVADOS	2-4 RACIONES/ DIA	250 ML LECHE 200 ML YOGUR 80 G QUESO FRESCO 40 G QUESO CURADO
CEREALES	4-6 RACIONES/ DIA	1 REBANADA PAN/ RACION ½ TAZA ARROZ/ RACION
LEGUMBRES	2-4 RACIONES/SEMANA	60-80 G
VERDURAS Y HORTALIZAS	2-4 RACIONES/ DIA	150-200 G
FRUTAS	2-3 RACIONES/ DIA	120-300 G
ACEITES	DIARIO	10-20 ML

Un parámetro que hay que tener en cuenta a la hora de elaborar platos saludables es el **Indice glucemia.**

El indice glucemico

es un valor que mide la rapidez con la que la glucosa de un alimento ingerido pasa en la sangre y produce hiperglucemia; el organismo respondiendo con la liberación de insulina para mantener la glucemia en limites normales.

El IG se mide en una escala de 0-100;siendo de 0-50 un IG bajo; 50-70, IG medio y de 50-100, un IG alto.

Cuanto mas alto es el IG, mas rápido se digiere el alimento y mas rápido se eleva la glucemia y al corto tiempo baja, produciendo hipoglucemia, sensación de hambre y por consiguiente ingerimos mas comida de lo que es necesario.
Introducir alimentos con indice glucemico bajo en nuestra dieta nos ayuda a evitar los picos de glucemia repentinos que pueden llegar a producir varias enfermedades, desde diabetes, obesidad, dislipidemias, hasta enfermedades cardiovasculares, infarto de miocardio incluido insuficiencia renal.

Si combinamos las proteínas con mas verduras, el IG glucemico de la alimentación bajaría, se ralentiza la absorbcion, y el nivel glucemico se mantené constante de manera saludable por un periodo de tiempo mas prolongado.
Por ejemplo: en vez de tomar pan blanco, tomar pan integral, en vez de pastas blancas, pastas integrales, o pastas con alforfón; para el desayuno se puede elegir una rebanada de pan integral con humus, o paté de guisantes, o paté de lentejas, o de soja, o un huevo duro; trigo entero hervido, con miel; pudin de chia con frutas; pudin de avena con frutas.

Tabla con IG de los alimentos

Alimentos	IG	Fotos
Pan blanco; arroz blanco; bollerias; patatas fritas;sandia; copos de maiz	70-100	
Centeno y pan integral;muesly;maiz; cuscus; arroz integral;espagueti;pal omitas; helado; yogur dulce; platanos;uvas;	50-70	
Manzana;pera; fresa;naranja; leche de soja;yogur natural;alubias; avena	30-50	
Lenteja;cerezas; albaricoques; ciruelsa; ciocolate negro;leche entera; nueces; anacardos	10-30	
Hummus;garbanzos;a jo;cebolla;pimiento;b erenjenas;brocoli;rep ollo;tomates;champin ones;lechuga	0-10	

Para reunir todos los Macronutrientes y Micronutrientes que el cuerpo necesita para un buen funcionamiento a lo largo del día usamos el modelo del plato ideal que debería contener: 50 % verduras (2 tazas verduras crudas o cocida); 25% proteínas (100-150 g carne, o 120 g pescado, 80 g legumbre en crudo o 150-200 g cocidas); 25% carbohidratos (½ taza).

Modelo del plato ideal

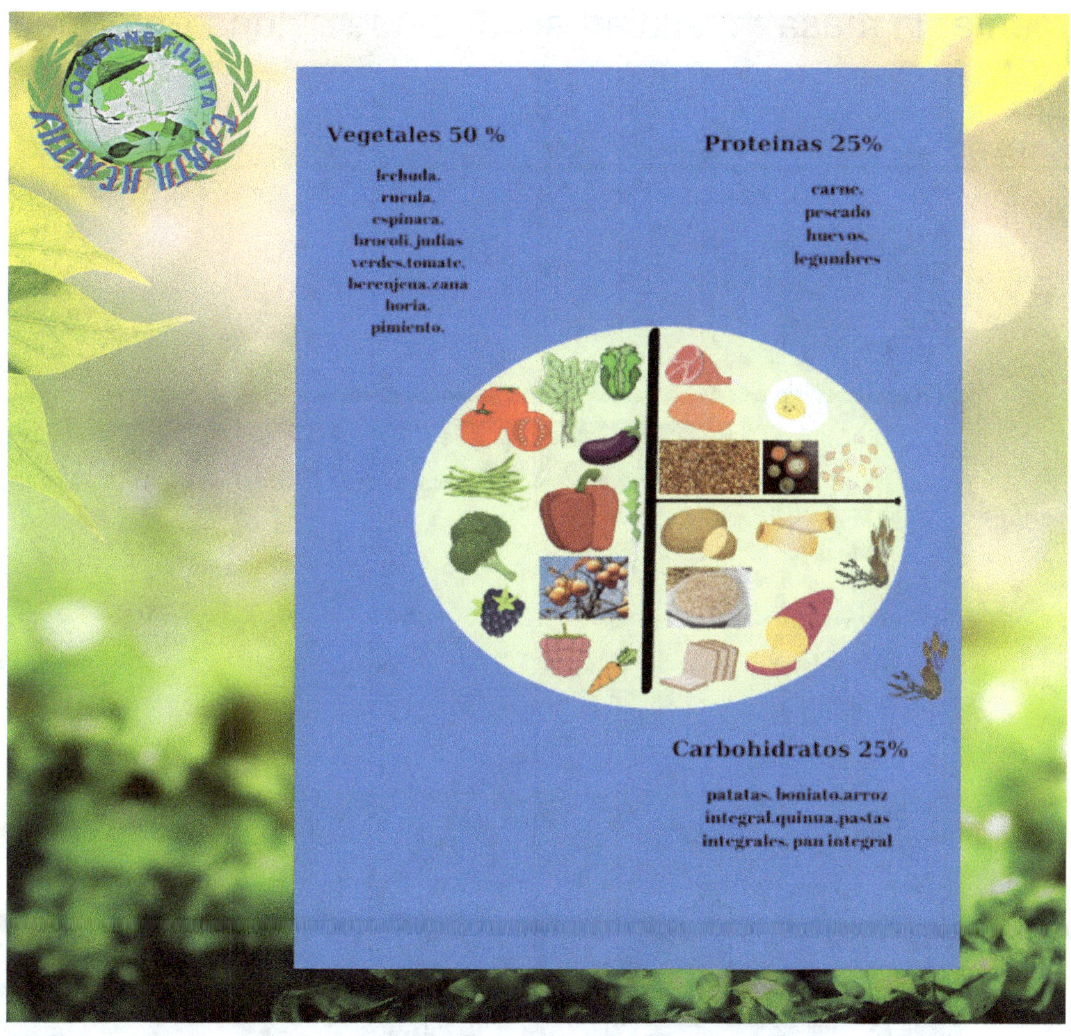

   Según El Ministerio Español de Sanidad hay repartir la comida durante el día entre desayuno (20%), media mañana (5-10), comida (30%), merienda (5-10%) y cena (25-30).

32

   Las proporciones pueden variar según la etapa de la vida (crecimiento, vejez, adulto, recién nacido) el estado de salud, el objetivo propuesto: si quieres subir de peso, o bajar; si quieres aumentar la masa muscular; si sufres de alguna enfermedad.

Tabla de distribución de alimentos a lo largo de un día

	% Calórico	1500 Calorías	2000 Calorías	2500 Calorías
Desayuno	20%	300	400	500
Media mañana	5-10%	75-150	100-200	125-250
Comida	30%	450	600	750
Merienda	5-10%	75-150	100-200	125-250
Cena	25-30%	375-450	500-600	625-750

   Yo personalmente para adultos sanos, de actividad moderada, aplico y recomiendo el proverbio que dice: ,, Desayuna como un Rey, come como un Principe y cena como un mendigo!".

Así es mi menú diario.

 Sobre la hora de la merienda como algo suave y luego no como nada hasta el siguiente día cuando empiezo el día con un buen desayuno.

He adoptado una dieta intermitente que es antiinflamatoria, anticancerigena, regeneradora, rejuvenecedora.

 Como las diferentes proteínas tiene tiempo diferente de digestión, procuro no mezclaras y un dato muy importante: me todo todos los dulces que me apetecen en el desayuno, y al ser posible hechos por mi, con cereales de absorbcion lenta (cebada, trigo de grano duro, alforfón); así me aseguro mi energía para todo el día; luego, a lo largo del día nada de postres; así me mantengo mi peso en los limites recomendadas en función de edad y altura.

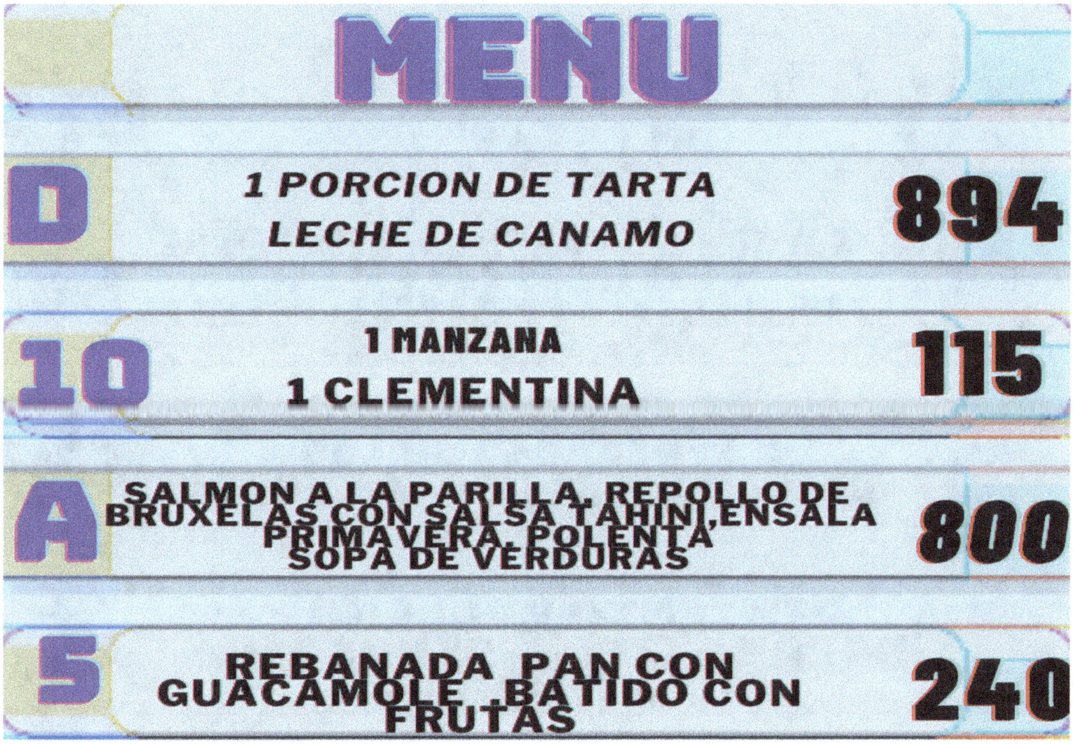

    Cuando hablamos de niños en crecimiento y adolescentes, tenemos que tener en cuenta que sus necesidades caloricas y nutritivas aumentan.

    Ejemplo de menú para un adolescente de 15 anos de 70 kg, sano, cuyo necesario calorico es de aproximadamente entre 2500-3500 kcal.

MENU

D	**1 PORCION DE TARTA LECHE DE CANAMO**	**894**
10	**1 MANZANA 1 CLEMENTINA GALLETAS**	**675**
A	**SALMON A LA PARILLA, REPOLLO DE BRUXELAS CON SALSA TAHINI, ENSALA PRIMAVERA, POLENTA SOPA DE VERDURAS**	**800**
5	**REBANADA PAN CON GUACAMOLE, BATIDO CON FRUTAS**	**240**
C	**PIMIENTO RELLENO LAZANA CON ESPINACA Y QUESO, YOGUR**	**750**

<u>Capitulo II</u>

<u>Vitaminas</u>

La palabra ,, vitamina ", significa ,,vida" por ser imprescindible en mantenimiento de las funciones vitales del organismo.

Cada día en nuestro organismo se crea y se renuevan nuevas células, se produce energía, se transporta nutrientes en todo el organismo, se sostienen viarias reacciones chimicas solo por la presencia de estos Micronutrientes, denominados: vitaminas.
El organismo los puede sintetizar en cantidades insuficientes por eso son esenciales; siendo de importancia vital su aporte a través de la alimentación.

Clasificación de las vitaminas:
-liposolubles – A,D,K,E
-hidrosolubles- vitaminas del grupo B, la vitamina C
Las vitaminas son esenciales tanto en la prevención de algunas enfermedades (la aparición de las malformaciones congénitas, raquitismo, beri-beri, pelagra, escorbuto, psicosis), como en tratamiento de estas enfermedades.
Si las enfermedades arriba mencionadas se desarrollan por falta de vitaminas, algunas enfermedades son producidas por exceso;

siendo las vitaminas liposolubles responsables por acumularse en el organismo.

   Pueden desarrollarse desde simptomas leves (nauseas, vómitos, diarrea), hasta cálculos renales (por exceso de vit D), afecciones de la vista, afecciones neurológicas, incluso la muerte por AVC hemoragico producido por exceso de vitamina E.
   Una dieta echilibrada con un aporte suficiente de verduras y hortalizas, frutas, legumbres y cereales integrales, puede suplir necesario de vitaminas; y si por algunos padecimientos del organismo no se pueden sintetizar, o no se pueden absorber, los suplementos son imprescindibles.

Fuentes de vitaminas

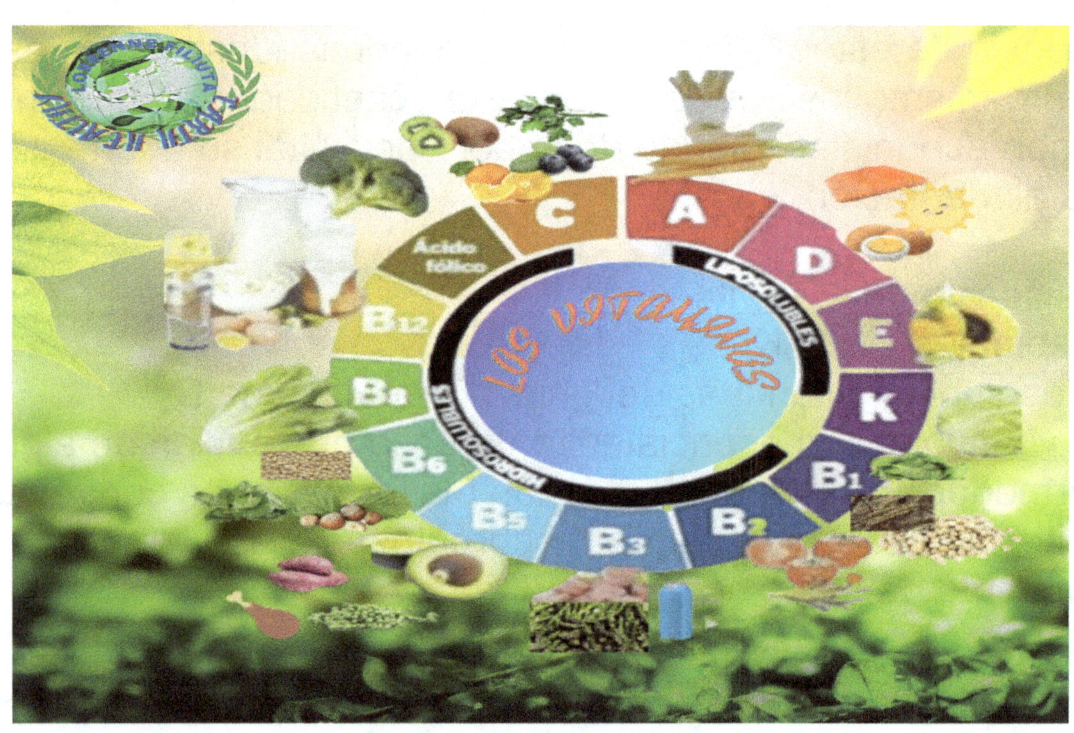

Vitaminas, son Micronutrientes por su necesidad en cantidades muy pequeñas; su necesario se mide en miligramos o microgramos.

Necesario diario de vitaminas

Tipo	Vitaminas	Necesario para mujeres	Necesario para hombres
Liposoluble	A – Retinol	700 microg	900 microg
Liposoluble	D - Calciferol	<1ano-400 UI 1-70 años- 600 UI + 71 años- 800 UI	
Liposoluble	K- Antihemoragica	90 microg	120 microg
Liposoluble	E- Tocoferol	15 mg	15 mg
Hidrosoluble	B1 Tiamina	1,1 mg	1,2 mg
Hidrosoluble	B2 Riboflavina	1,1 mg	1,3 mg
Hidrosoluble	B3 Niacina	14 mg	16 mg
Hidrosoluble	B5 Ac Pantotenico	5 mg	5 mg
Hidrosoluble	B6 Piridoxina	1,3 mg	1,3 mg
Hidrosoluble	B7 Biotina	30 microg	30 microg
Hidrosoluble	B9 Ac Folico	400 microg	400 microg
Hidrosoluble	B12 Cobalamina	2,4 microg	2,4 microg
Hidrosoluble	C Ac ascorbico	75 mg	90 mg

Vitamina B1 (Taminia)

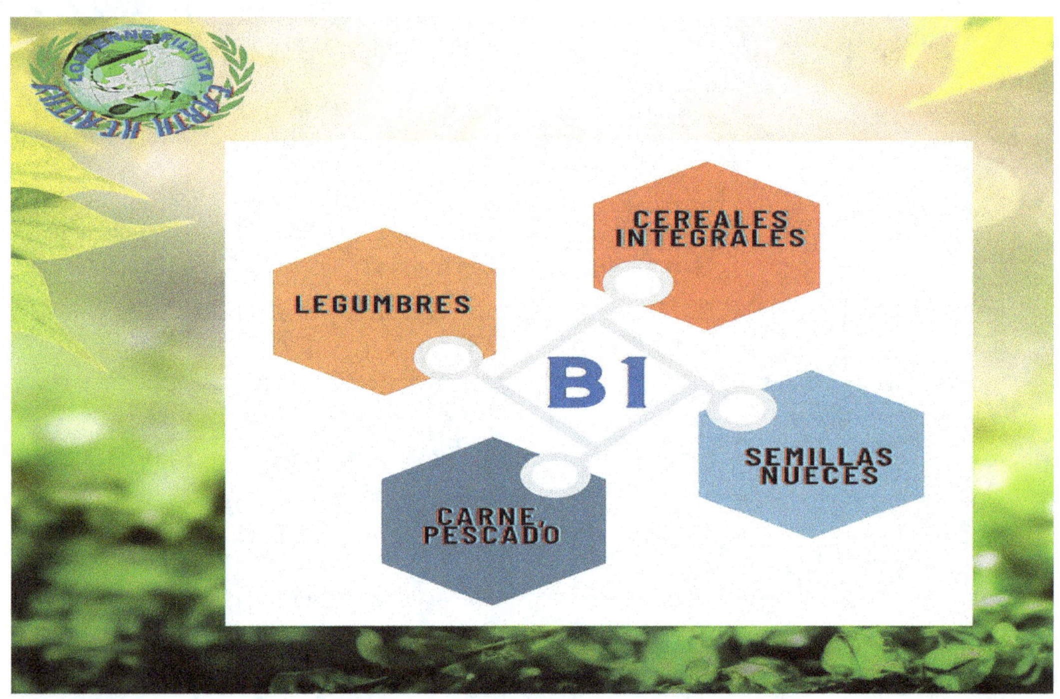

<u>Función:</u>
desarrollo y la salud de las células; interviene en la síntesis de los
Macronutrientes, liberando energía; previene la aparición de la
enfermedad Beri-Beri.

<u>Fuentes</u> de Vitamina B1:
cereales integrales, alimentos de origen animal, legumbres, nueces,
semillas de girasol.

39

Vitamina B 2 (riboflavina)

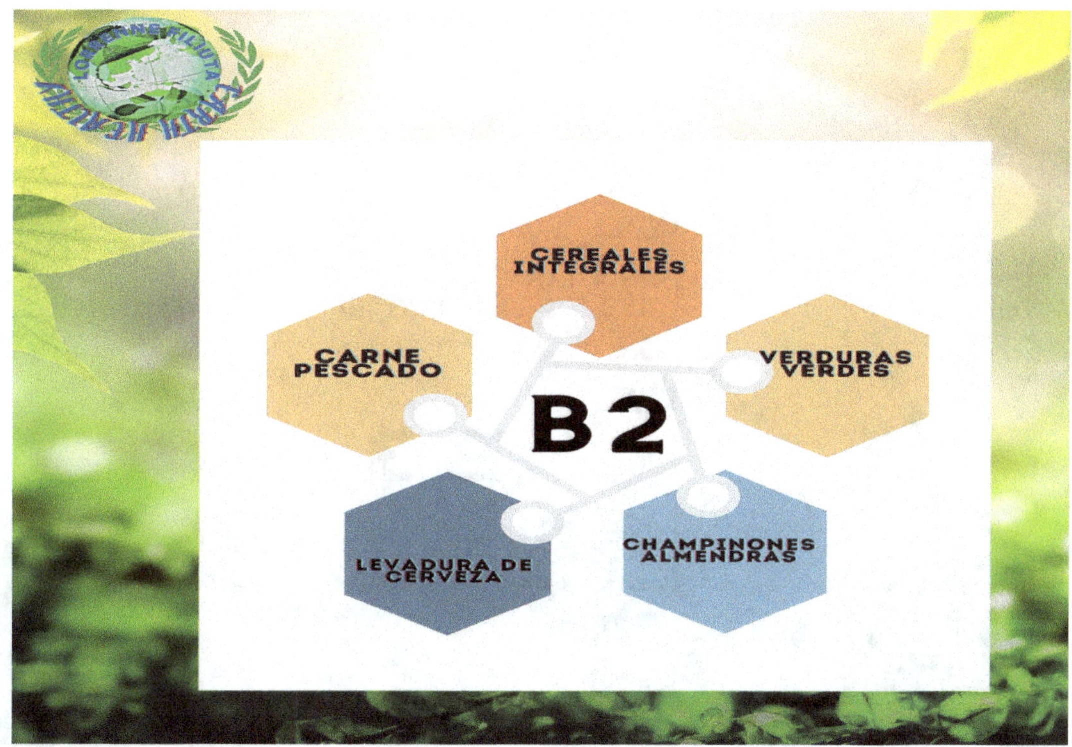

Funciones:

en la síntesis de los Macronutrientes, desarrollo, crecimiento y funcionamiento de las células.

Fuentes:

alimentos de origen animal, hortalizas de color verde, champinones,cereales integrales, levadura de cerveza.

Vitamina B 3 (vitamina PP, Niacina)

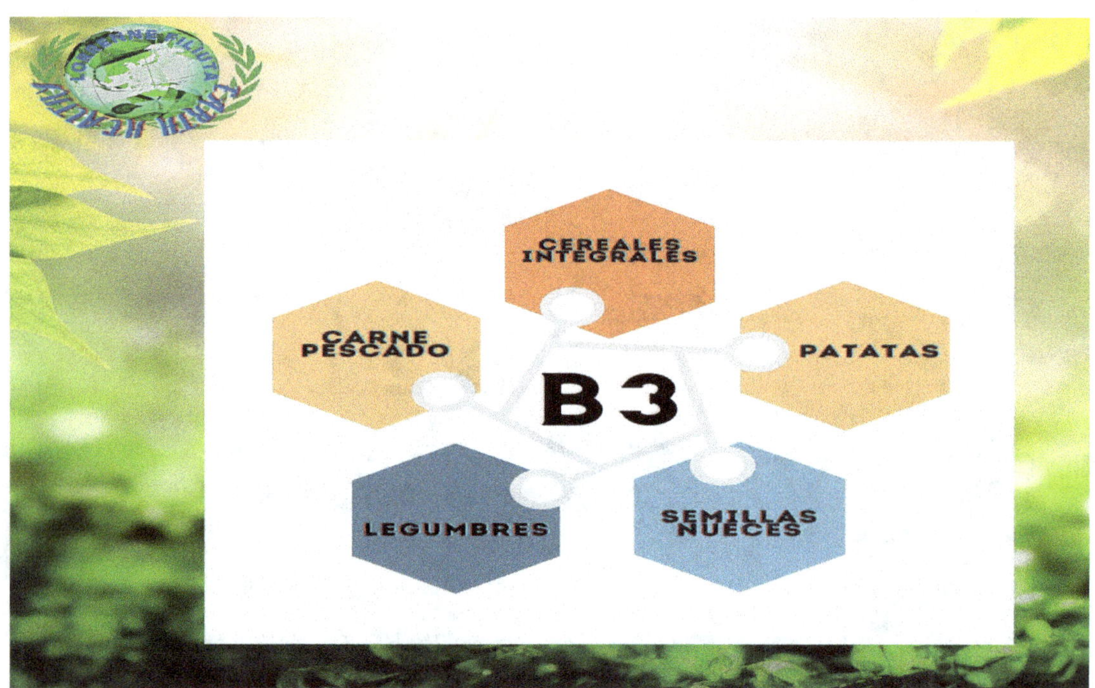

<u>Funciones</u>:

antiinflamatorio, antioxidante; mantiene la salud del Sistema Nervioso, siendo utilizado en tratamientos de la salud mental; previene el insomnio, el cansancio, la ansiedad; en tratamiento del cáncer de la piel, de la acné; tiene papel importante en metabolismo de los Micronutrientes; regenera las células, baja el nivel de colesterol; sostiene las funciones de las enzimas; previene la Diabetes; previene la aparición de Pelagra.

41

<u>Fuentes</u>:
 alimentos de origen animal, cereales integrales, nueces y semillas, legumbres.

Vitamina B 5 (Ácido Pantotenico)

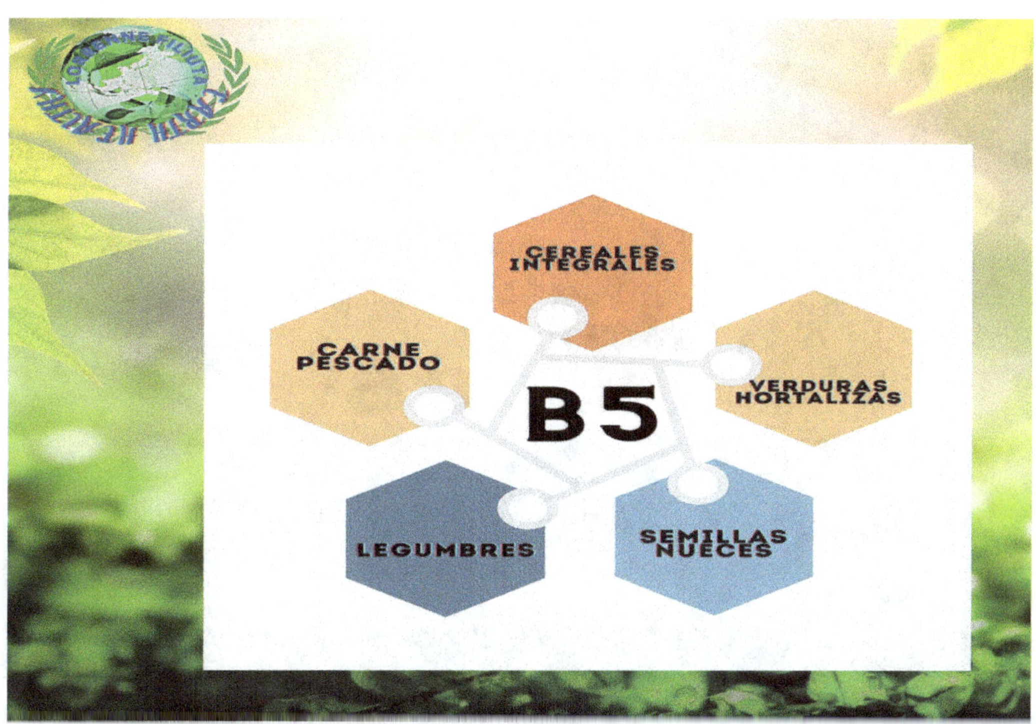

<u>Fuente</u> :
se encuentra en casi todos los alimentos.

<u>Funciones</u>:
 en la síntesis de los Macronutrientes, en la formación de las células sanguinas, en la formación de las hormonas sexuales, hormonas de las glándulas suprarrenales; en metabolismo de las toxinas y de los

42

medicamentos; en la salud del Sistema Nervioso; en la salud del Sistema Inmunitario, en la salud del Sistema Digestivo.

Vitamina B 6 (Piridoxina)

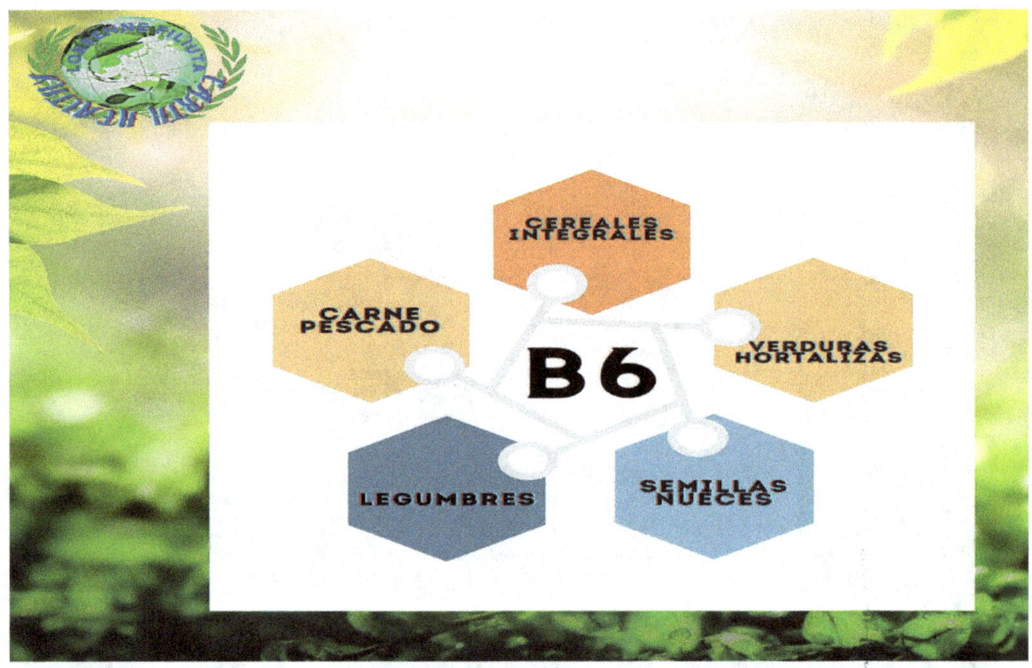

Funciones:

 en el metabolismo de los Macronutrientes; en el desarrollo del cerebro del feto durante el embarazo y de los niños; en la regeneración las células; en la formación de la hemoglobina; en la Salud del Sistema Nervioso; en en la formación de los

43

neurotransmisores: serotonina y dopamina; en la síntesis de noradrenalina; en la síntesis de la vaina de mielina.

 Fuentes:

ademas de su aporte a través de la alimentación (productos de origen animal, cereales integrales, legumbres, frutas y verduras, nueces), la Vitamina B 6 se sintetiza en el organismo al nivel intestinal.

Vitamina B 7(Biotina, o Vitamina de la memoria)

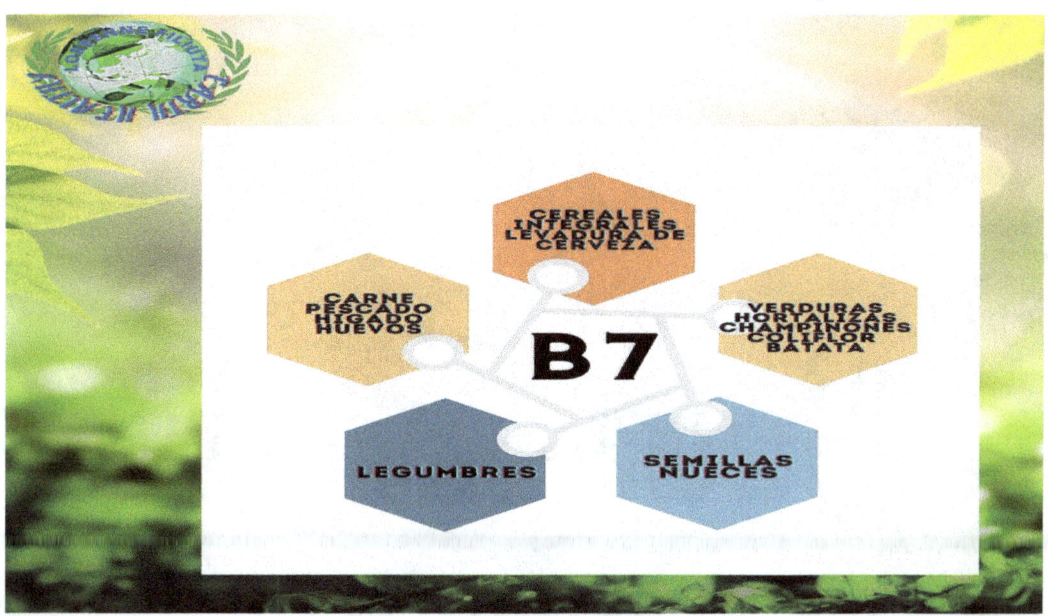

 Funciones:

 síntesis de los Macronutrientes; en el embarazo, en el desarrollo del feto; en la salud ocular; del hígado; sostiene la función de la glándula tiroidea y suprarrenales; síntesis de las hormonas de la felicidad: serotonina, endorfinas; en mantenimiento de la salud capilar y de la piel.

Los estudios científicos han investigado la importancia en la prevención

<u>Fuentes</u>:
alimentos de origen animal, cereales integrales, avocado, espinacas, champinones, nueces, frutos del bosque, levadura de cerveza.

Vitamina B 9 (Ácido folico)

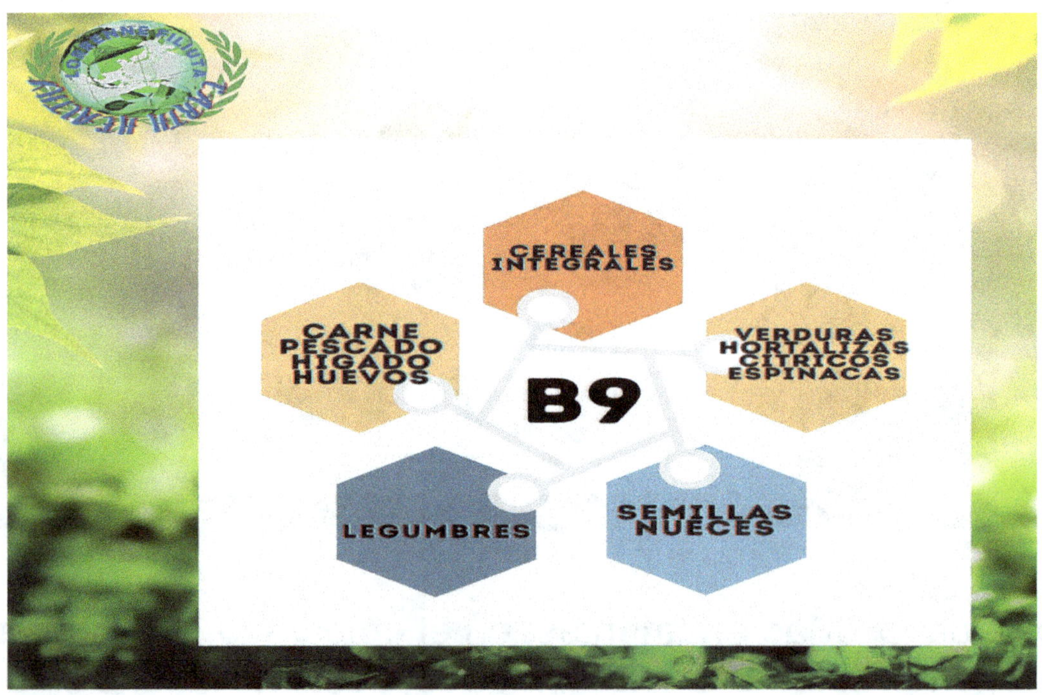

<u>Funciones</u>:
 sostiene el proceso de división celular, siendo muy importante en el desarrollo del feto intrauterino, previniendo la aparición de las

45

malformaciones congénitas; en la síntesis de los Macronutrientes;
el la prevención de la aparición del Alzheimer; en la función
adecuada del Sistema Nervioso, por la sintetis de serotonina y la
prevención de la depresión; mejora el Sistema Inmunitario.

Fuentes:
alimentos de origen animal, especialmente en hígado y huevos;
cereales integrales, legumbres, espinacas, brocoli, coliflor, semillas
de girasol.

Vitamina B 12 (cobalamina)

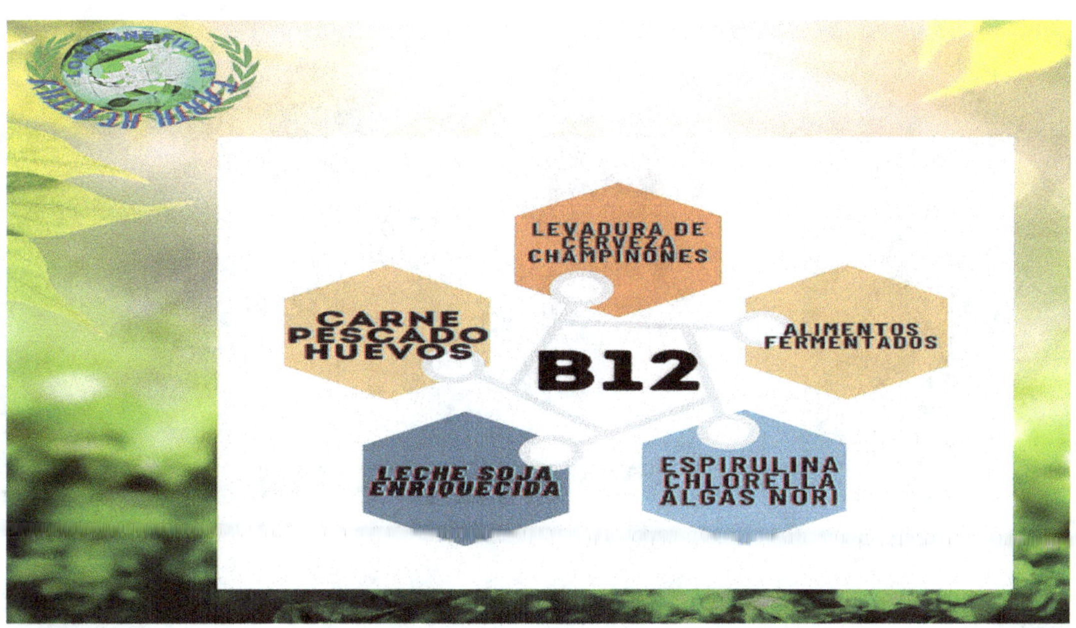

Funciones:
el la prevención de malformaciones congénitas en el desarrollo del
feto; en la formación de glóbulos rojos, previniendo la aparición de
anemias; en mantenimiento de la Salud Mental: previene el
desarrollo del Alzheimer; Esclerosis múltiple, depresión, tinitus;
Neuropatia en Diabetes; la salud de las células sexuales.

46

Fuentes:

 ademas de sintetizarse a nivel intestinal (se puede acumular y mantenerse en el hígado hasta 4 ani), se encuentra en: productos de origen animal, espirulina, chlorella, algas Nori, alimentos fermentados, levadura de cerveza,

Vitamina C (Ácido ascorbico, o antiescorbuto)

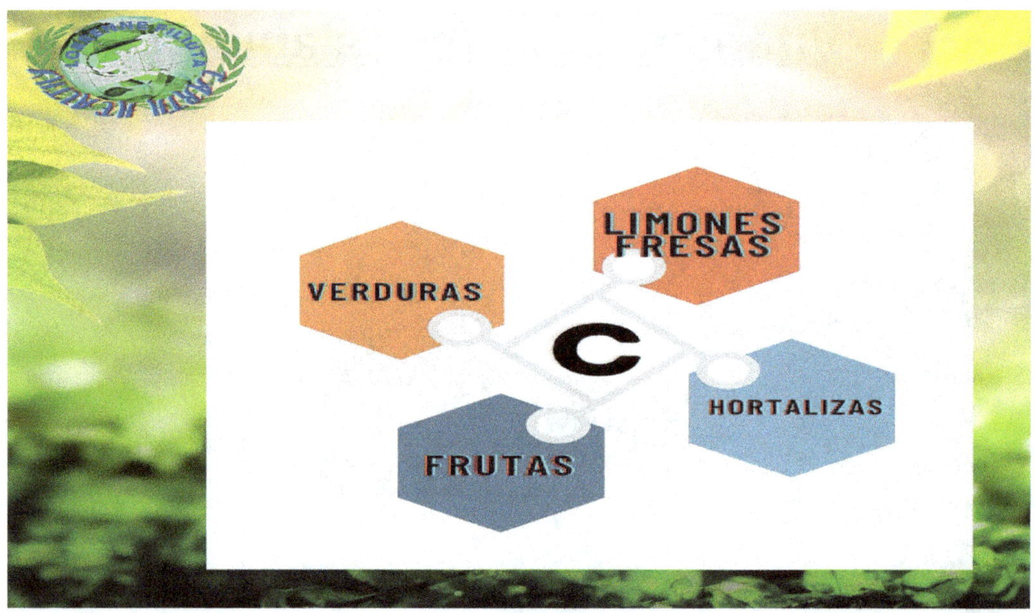

Función:
 principal antioxidante; fortalece el Sistema Inmune; prevención de la enfermedad de Escorbuto; facilita la absorbcion del Hierro; en la producción del colágeno; en la cicatrización de las heridas, en formación de neurotransmisores.
Fuentes:
verduras y hortalizas; cítricos.

47

Vitaminas liposolubles

Al ser liposolubles se necesita presencia de grasas en alimentación para disolverse y absorberse. Se pueden almacenar en el hígado y tejido graso del organismo, por eso en caso de exceder de la dosis diaria necesaria puede ser hasta dañina para el cuerpo.

Vitamina A (Retinol)

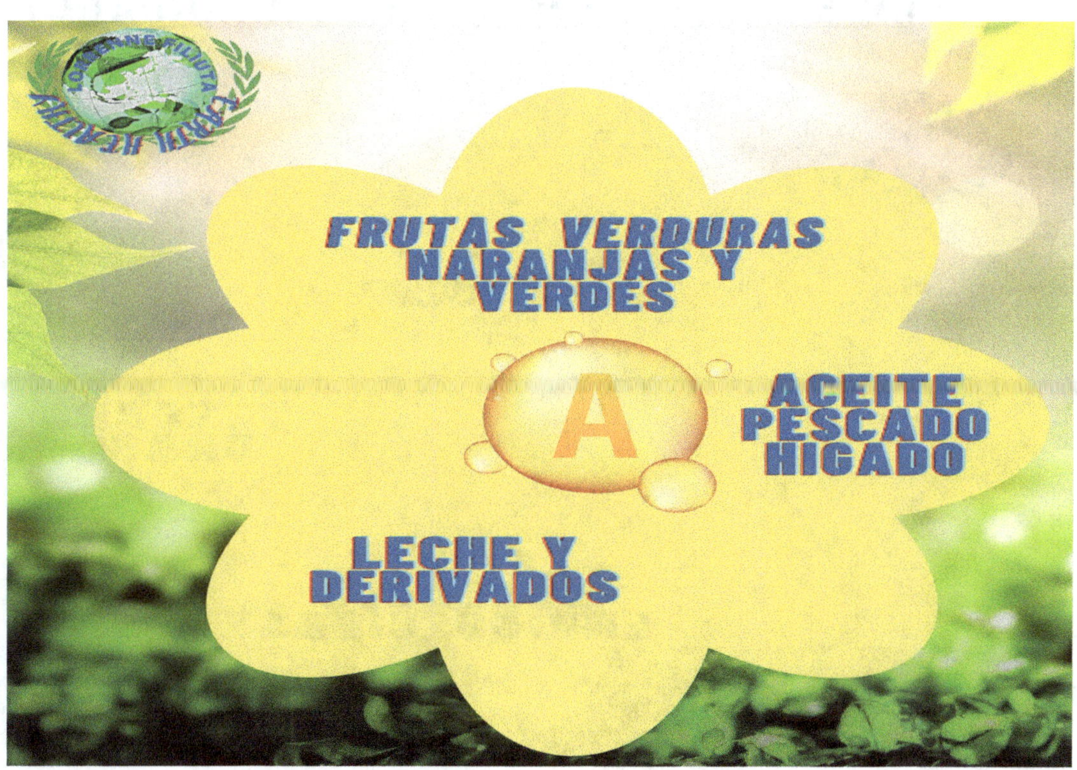

<u>Función:</u>
su principal función es de mantener la salud de la vista y mejorar la visión nocturna, interviene en la síntesis de los glóbulos blancos,en el mantenimiento de la salud osea,de la piel,es antioxidante, anticancerigena, fortalece el Sistema inmunitario.
Utilizado en tratamiento de la acnea, diversas afecciones de la piel, en afecciones tiroideas.

<u>Fuentes:</u>
principal fuente de vitamina A son las hortalizas de hojas verdes y frutas y verduras de color naranja, hígado, leche y derivados de leche.

<u>Vitamina D (Calciferol, Anti raquitismo)</u>

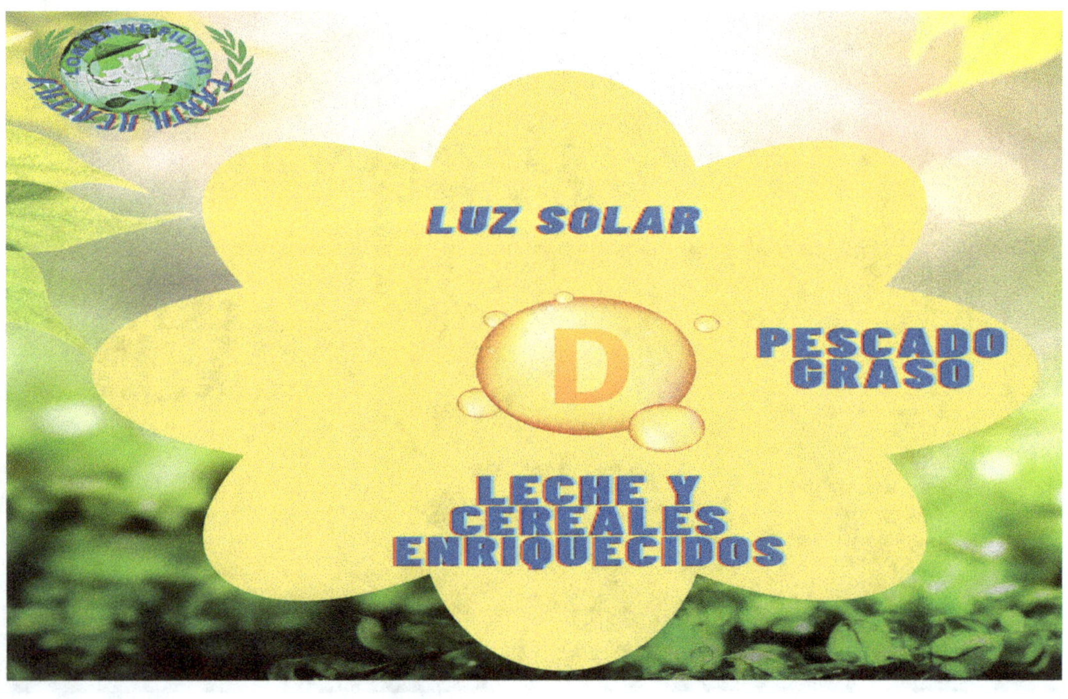

<u>Función</u>:

 importante en la formación de la estructura osea por la absorbcion del Ca; los niveles normales de vitamina D en el organismo bajan las incidencias de fracturas por demineralizacion o osteoporosis, en la prevención de la Esclerosis Múltiple y incluso en su tratamiento; interviene en mantenimiento de la salud del Sistema Nervioso, Cardiovascular, Muscular, Inmunitario.

Es utilizada en tratamiento de algunas enfermedades: raquitismo, Psoriasis, en tratamiento de la depresión, demencia, Alzheimer.

<u>Fuentes</u>:

 se sintetiza en la piel con la exposición a la luz del sol y se puede mantener en el organismo 3-4 meses. Con una exposición de 10 mín al día es suficiente para sintetizar la dosis diaria; también el pescado graso es una fuente importante de vitamina D, aceites de pescado,la yema de huevo, la carne y hígado, nueces, algunas setas algunas frutas, leche, cereales y zumos enriquecidos con la Vitamina D.

 Si falta la luz del sol, o la alimentación aporta una cantidad insuficiente de esa vitamina, es imprescindible tomar suplementos de Vitamina D, en modo especial las mujeres embarazadas, los niños, las personas de 3-a edad, las personas de piel oscura.

 Como se acumula en el organismo, su exceso puede producir cálculos renales, insuficiencia renal, calcificación de las articulaciones.

Vitamina K (Antihemoragica)

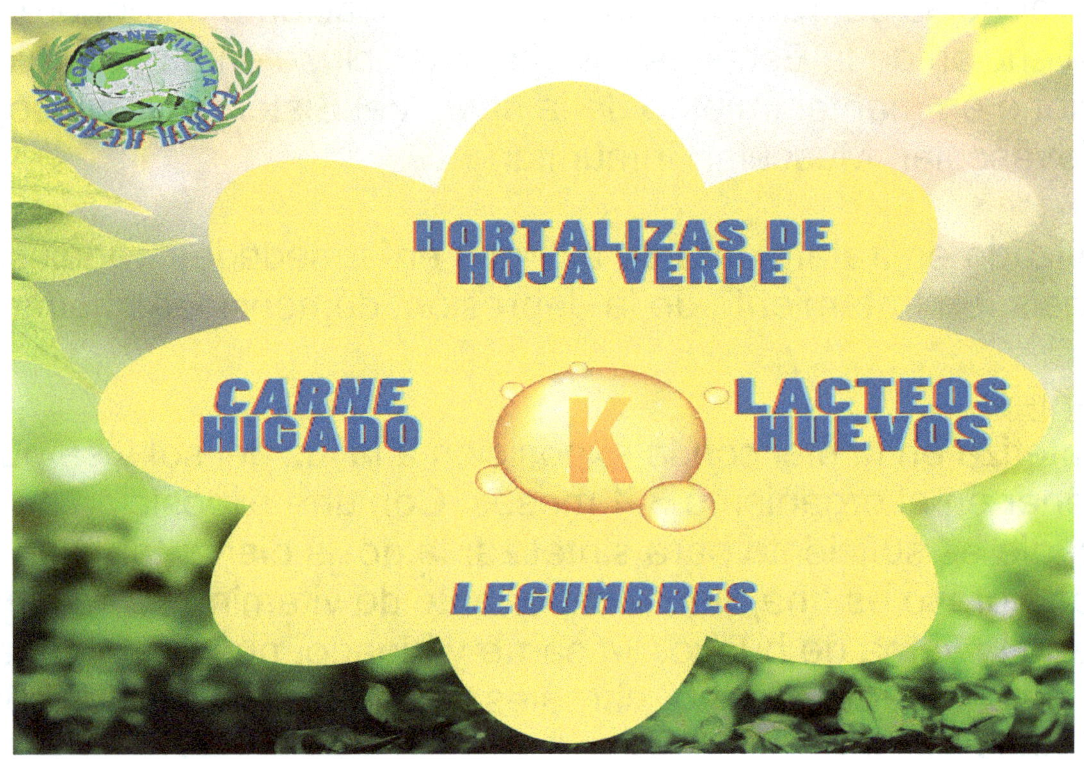

Funciones:
 su principal función es de intervenir en la coagulación de la sangre.

Fuentes:
su aporte principal es a través de la ingesta de hortalizas de hojas verde, pero se puede sintetizar por la flora bacteriana intestinal.

Carencia de esa Vitamina puede producir hemorragias.

Vitamina E (Tocoferol)

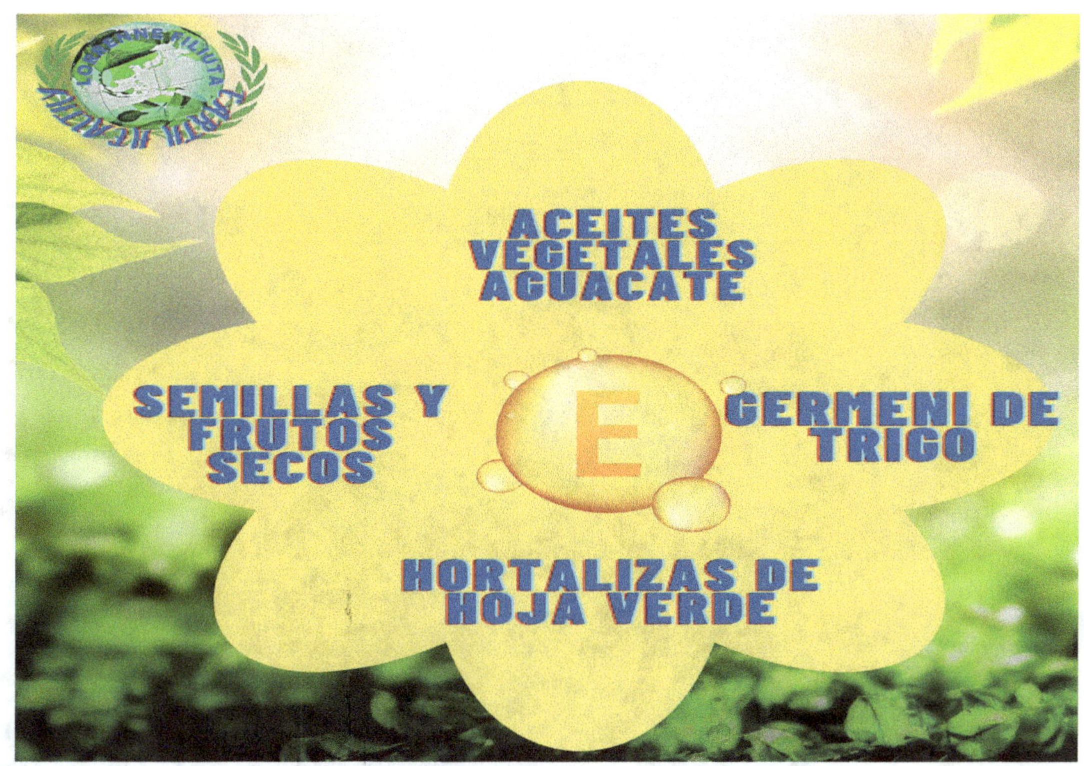

Funciones:

antioxidante, entra en la estructura celular, importante en mantenimiento de la salud reproductiva, la piel,;es clave para el desarrollo muscular, neurológico y en la formación de los glóbulos rojos.

Fuentes :

aceites de oliva, semillas, frutos secos, aguacate, germenes de trigo.

Capitulo III

Minerales

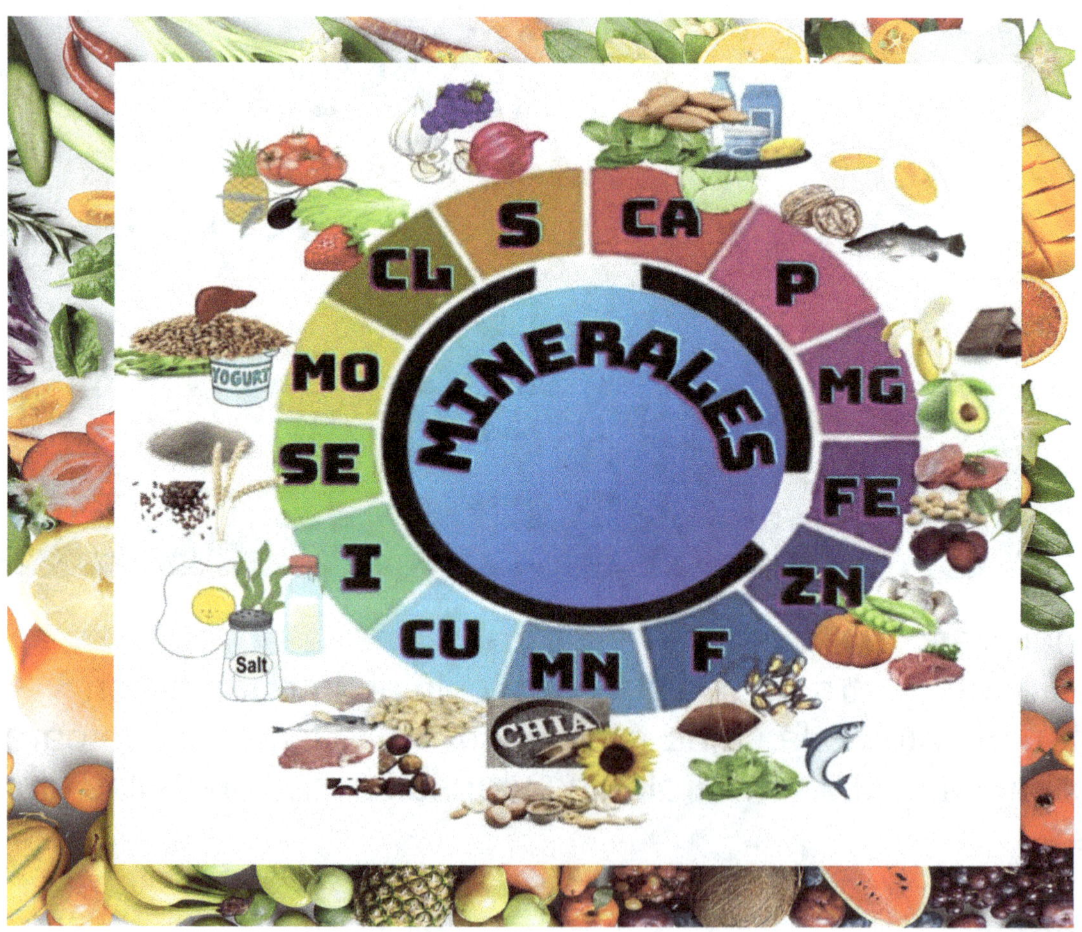

Igual que las vitaminas, los minerales se necesitan en nuestro cuerpo en cantidades pequeñas, pero su importancia es vital.

Con un aporte variado y equilibrado de alimentos se obtienen las cantidades suficientes y no tenemos que estar pendientes de como y cuanta cantidad de cada elemento ingerimos.

Especial importancia tenemos que acordar en la preparación de alimentos que contienen fitatos y oxalatos, que impiden la absorbcion de los nutrientes.

Las legumbres contienen fitatos que de no ser bien cocinadas pueden ser hasta perjudiciales para la salud; las verduras de hojas verdes contienen oxalatos que reducen la biodisponibilidad de los minerales y incluso pueden desarrollar cálculos renales.

Las funciones que desempeñan en el organismo son múltiples, pero vamos a mencionar solo algunas: función muy importante en mantenimiento del equilibrio hidra-electrolitico; en mantenimiento de la presión arterial; cofactores en la sinterización de los Macronutrientes, por la activación de las enzimas; formación de estructura osea; en la transmisión de los impulsos nerviosos; en coagulación sanguínea; en contracciones de los músculos esqueléticos ; musculo miocardio, manteniendo el ritmo cardíaco en limites normales.

Clasificación :

Macrominerales:
 se llaman así por ser necesarias en cantidades mayores que microminerales: Ca, Mg, Na, K, P, Cl.

Microminerales (oligoelementos):

54

aunque son necesarias en cantidades muy pequeñas, sus ausencias pueden producir desequilibrios importantes en el cuerpo humano: Fe, Co, Cu, Mn, Se, Zn, Mb

Ca (Calcio)

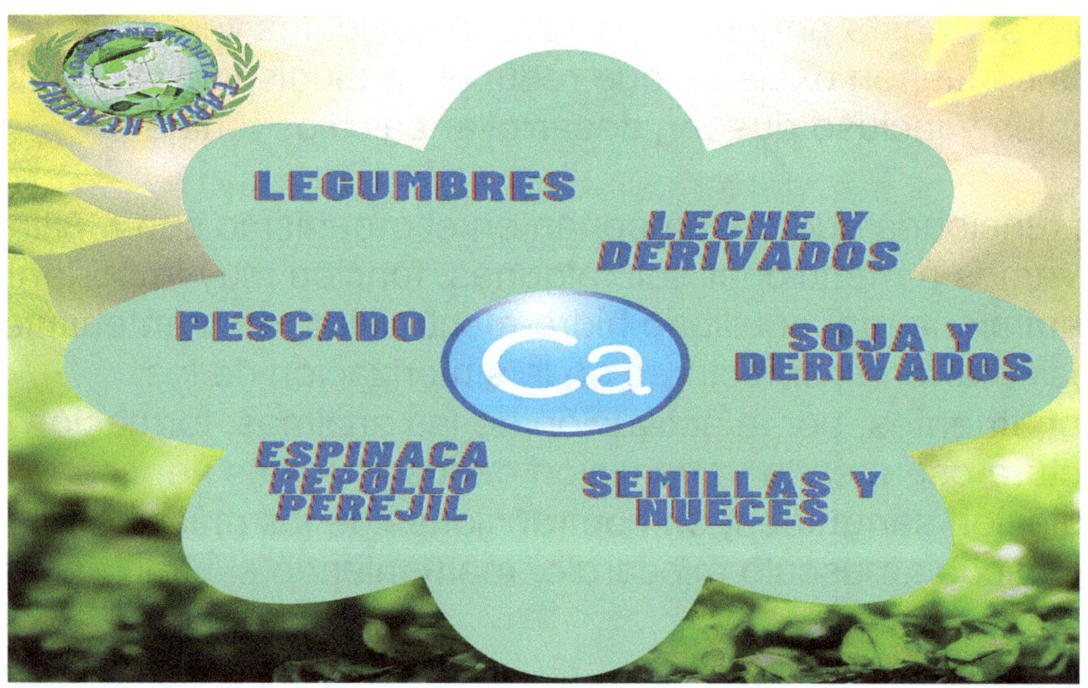

Funciones: elemento esencial en la constitución de estructura osea, en la coagulación sanguina, transmisor de los impulsos nerviosos, contracción muscular, activación de enzimas;

Fuentes: productos lácteos, soja, legumbres, verduras de hoja verde.

P (Fósforo)

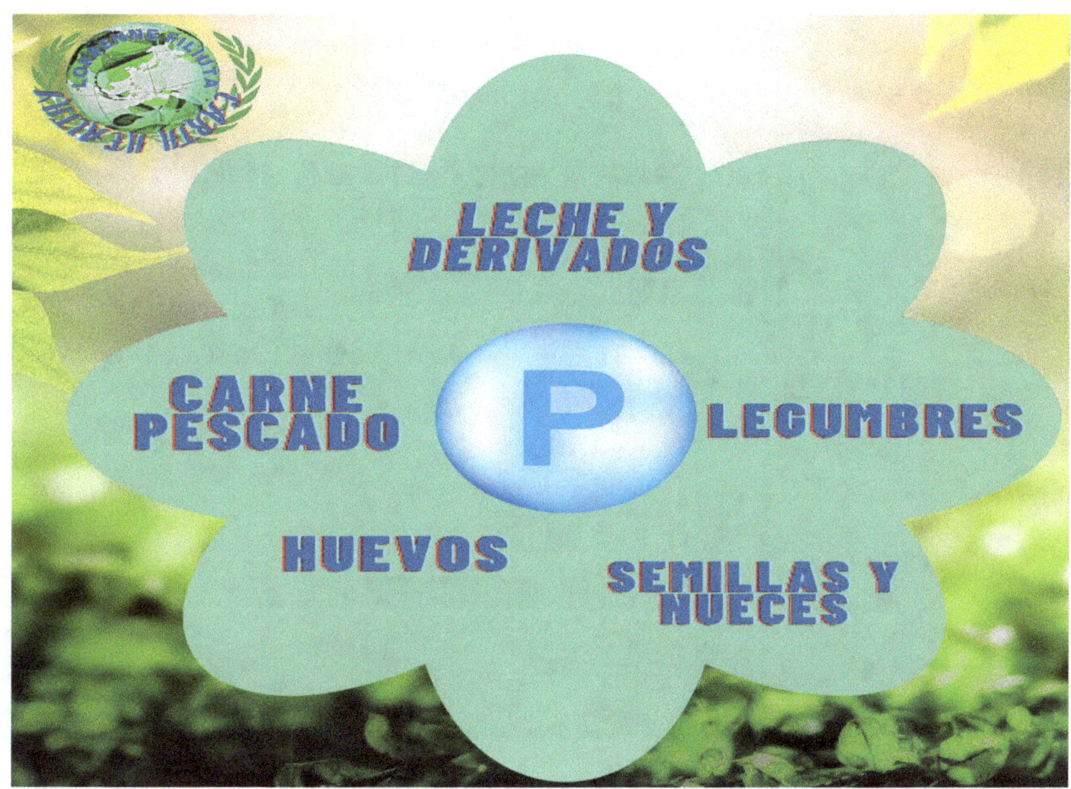

<u>Funciones</u>:

es la base estructural de las membranas celulares y de los ácidos nucleicos responsable de la transmisión genética, componente importante en la estructura osea; activador de enzimas y hormonas; mantiene un bueno funcionamiento del Sistema Nervioso; función importante en la producción y almacenamiento de energía.

<u>Fuentes</u>:

principal fuente son las legumbres y frutos secos.

Mg (Magnesio)

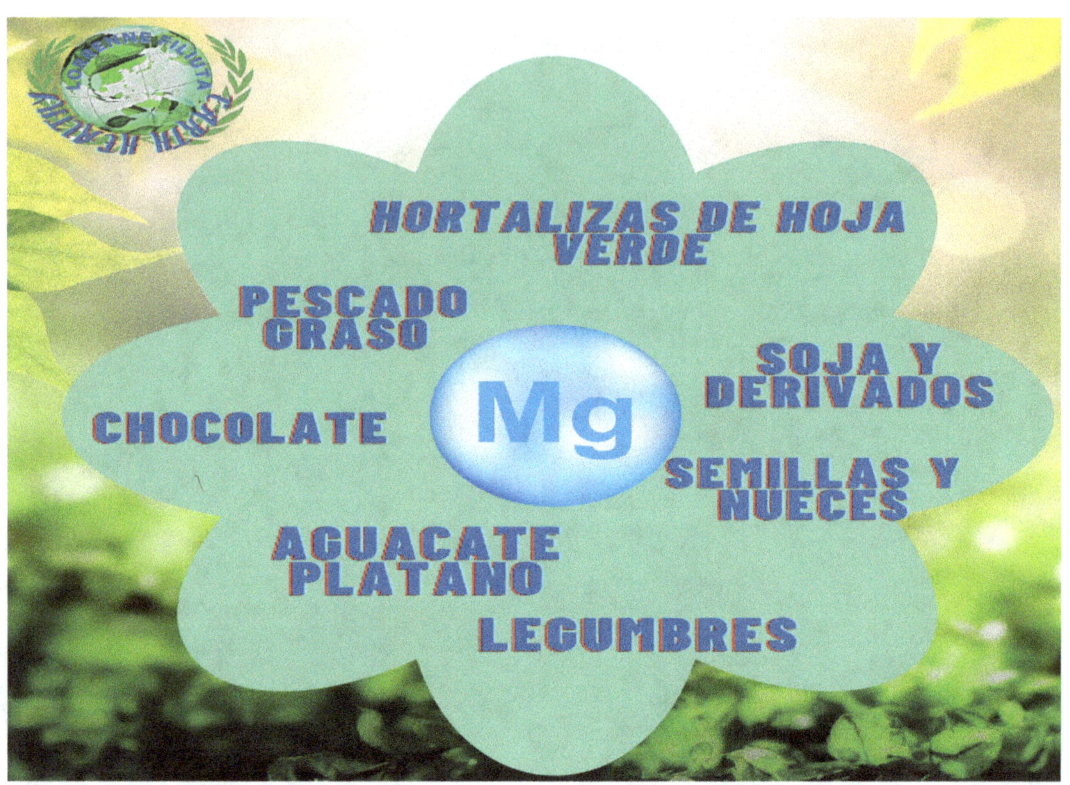

<u>Funciones</u>:

sostiene la actividad enzimática; favorece la síntesis de proteínas desde aminoácidos; síntesis y regeneración de las células; función adecuada del Sistema Nervioso; interviene en las contracciones musculares; junto con el Ca y la Vitamina D interviene en la construcción osea.

<u>Fuentes</u>:

pescado graso, legumbres, cereales integrales, verduras de hojas verdes; chocolate negro; nueces; plátanos; aguacates.

CI (Cloro)

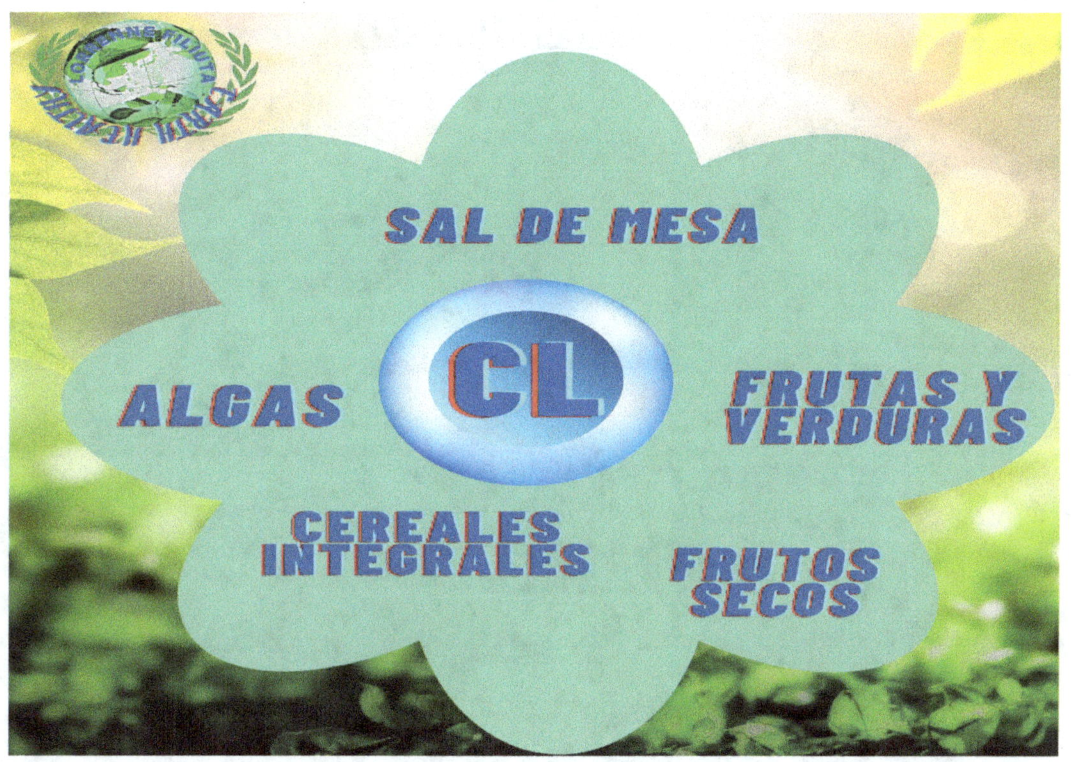

Funciones:
mantenimiento del equilibrio hidra-electrolitico del organismo; principal constituyente del ácido gástrico.

Fuentes:
principal fuente es la sal de mesa, algas, cereales y derivados, frutas y verduras, frutos secos, aceitunas, coco, ciruelas, dátiles., champinones, pimienta negra.

Fe (Hierro)

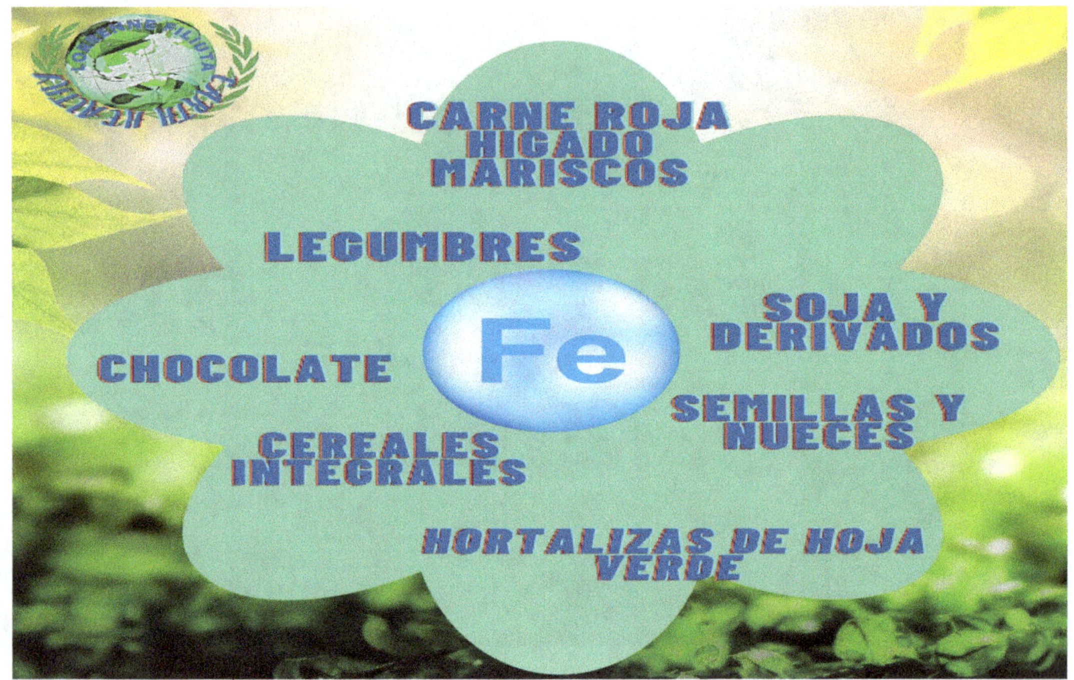

<u>Funciones</u>:

entra en la constitución de las hemoglobinas de los glóbulos rojos, y mioglobinas de las fibras musculares, favorecer el transporte de oxigeno a cada célula del organismo, mantiene el Sistema Inmune; sintetiza el colagen, asegura un desarrollo normal del cerebro del feto y los niños;

<u>Fuentes</u>:

 la principal fuente de Hiero es la carne roja, lenteja, almendra, remolacha; las vegetales de hojas verdes deben ser consumidas junto con la Vitamina C para aumentar la absorbcion.

Zn (Zinco)

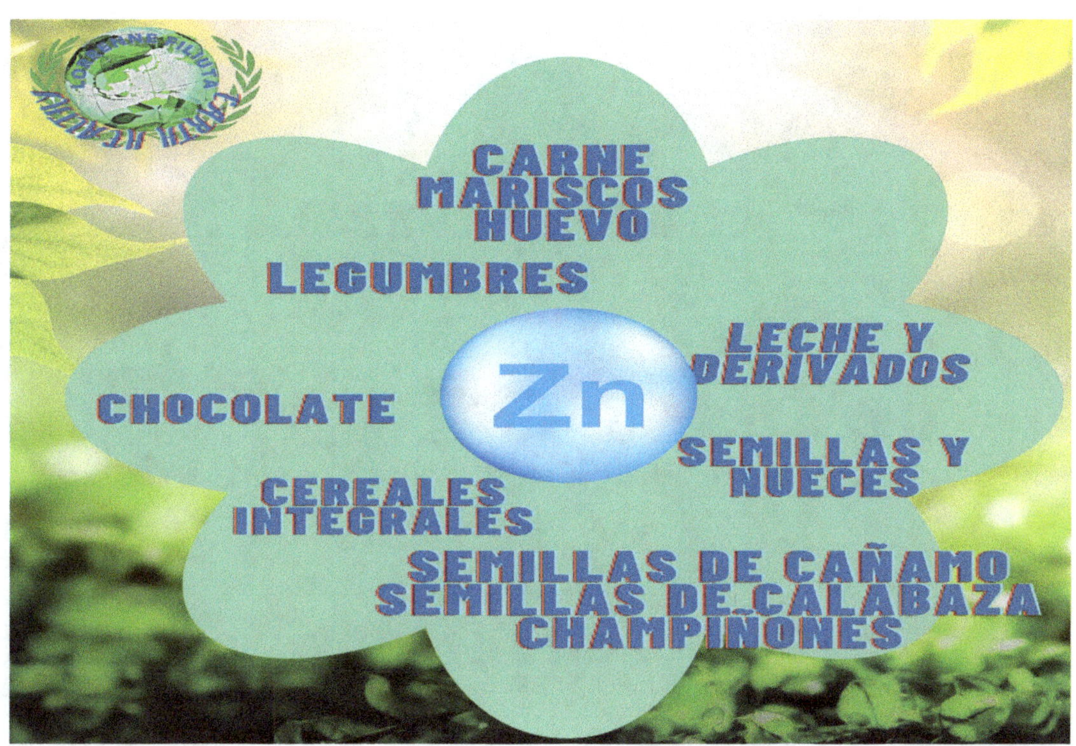

Función:

formación de glóbulos rojos, fortalece el Sistema Inmune, formación osea, entra en la estructura celular, asegura un buen desarrollo del cerebro del feto y de los niños.

Utilizado en tratamiento de las personas con VIH/Sida, Degeneración macular, Diabetes.

Fuentes:

legumbres, carne, semillas de canamo, champinones, productos lácteos, aguacate.

F (Fluoro)

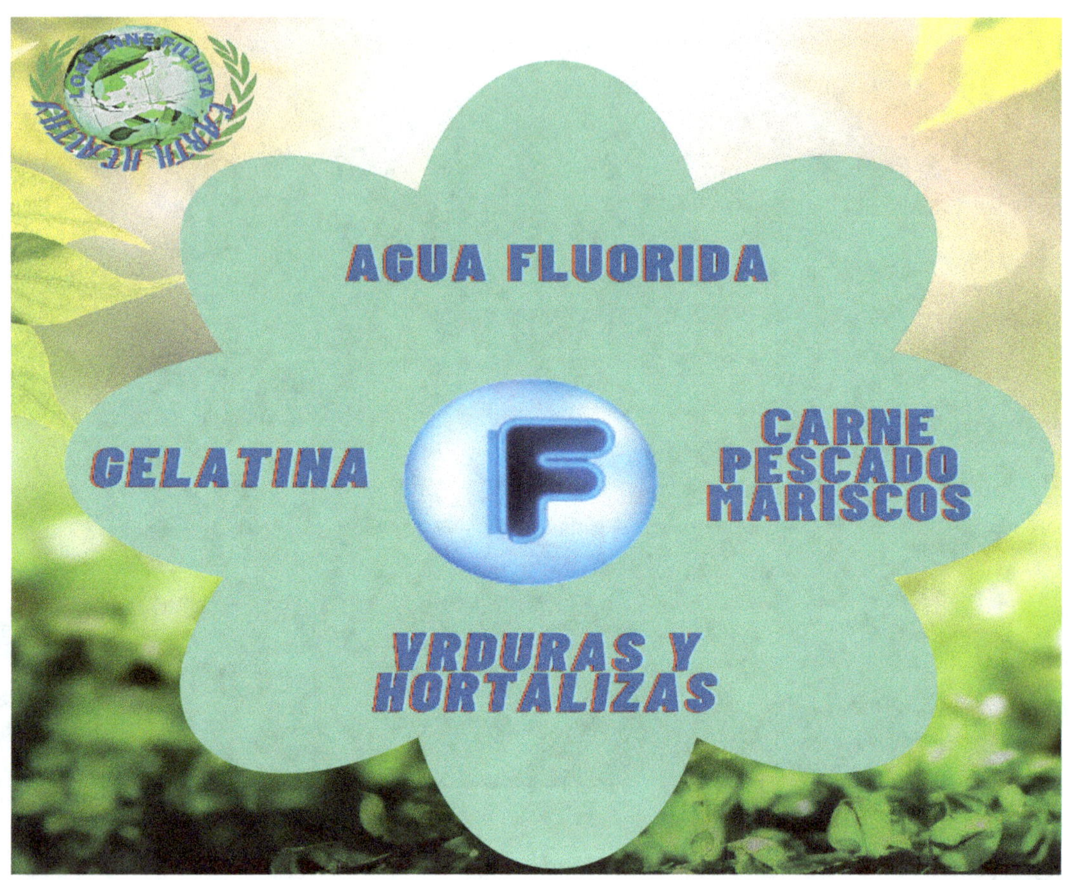

Funciones:

utilizado en la prevención de la aparición de caries dentares, su función es esencial en desarrollo y mantenimiento de la salud de la estructura osea.

Fuentes:

carne y mariscos, pescado, verduras de hojas verdes.

Mn (Manganeso)

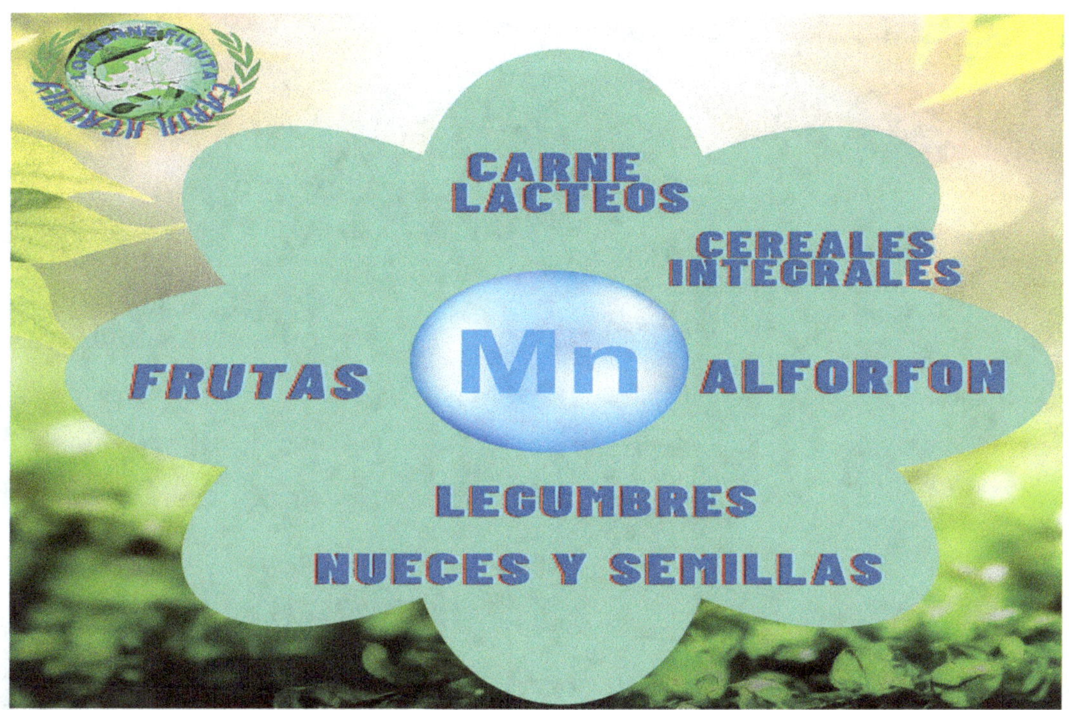

Funciones:
en la síntesis de tejido conectivo, huesos, hormonas sexuales; interviene en la coagulación sanguínea, activador de enzimas implicadas en los procesos metabólicos, en la producción de glucosa, en la función adecuada de los neurotransmisores, favorece la curación de las heridas.

Fuentes:
cereales integrales, semillas y nueces, chia, alforfón.

Junto con Cu, Ca, Zn se utiliza en menopausia para la prevención de osteoporosis.

Cu (Cobre)

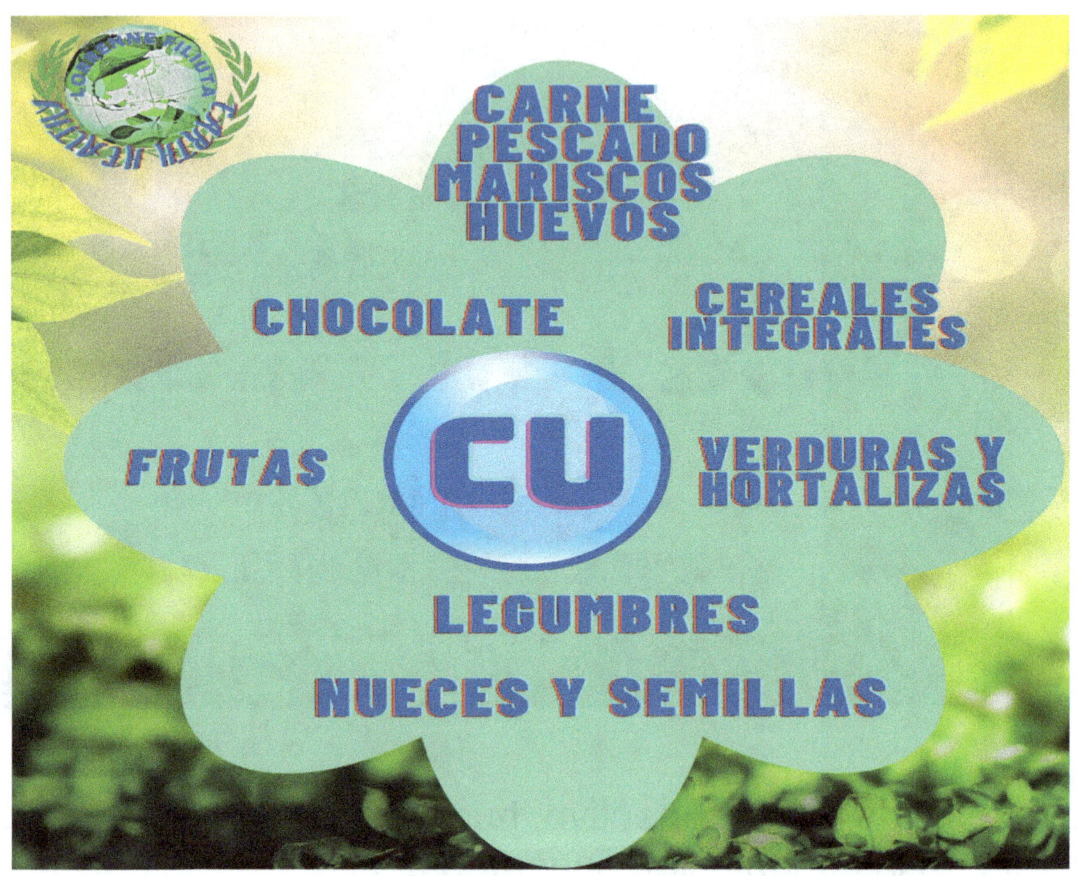

<u>Funciones</u>:

antioxidante, antibacterian, antimicrobiano; interviene en la formación de colágeno, de los glóbulos rojos; estimula la fertilidad; fortalece el Sistema Inmunitario; facilita la utilización del Hierro; baja el riesgo de aparición de Cáncer; en la síntesis de melanina.

<u>Fuentes</u>:

cereales, legumbres, semillas y nueces, carne, chocolate.

63

I (Yodo)

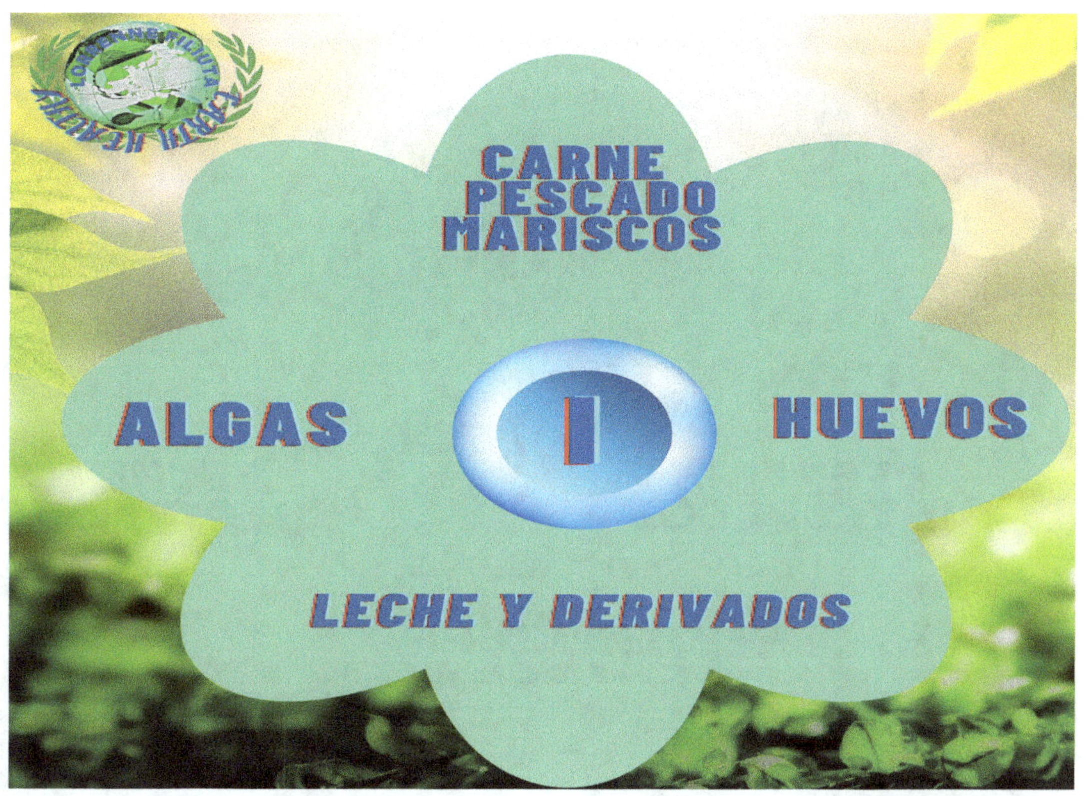

Funciones:
tiene función muy importante en el desarrollo y crecimiento de los niños, la falta de Yodo pueden favorecer la aparición de enfermedades del cerebro muy graves; desempeña un papel muy importante en la función adecuada de las hormonas tiroideas.

Fuentes:
 algas marinas, mariscos, carnes, huevos, productos lácteos y la sal yodada.

<u>Se (Selenio)</u>

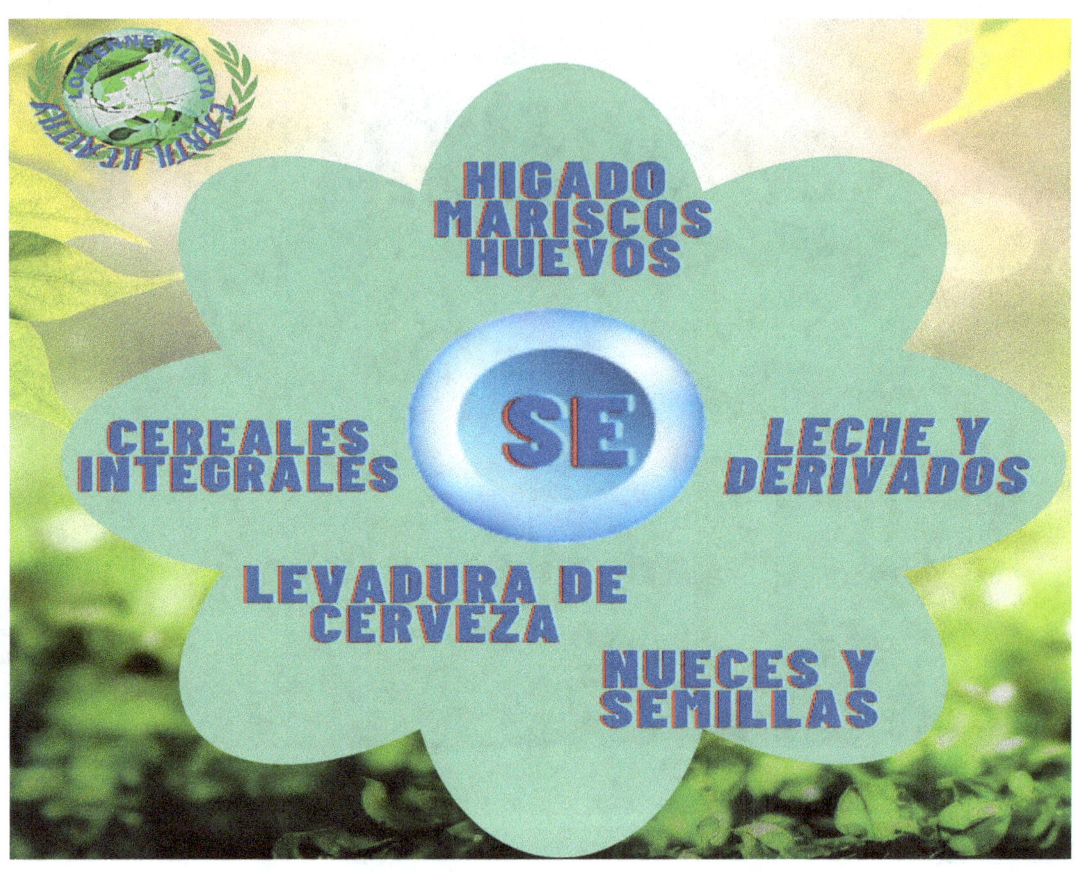

<u>Función</u>:
es un mineral fuerte antioxidante; siendo utilizado en el tratamiento da las personas con Sida para fortalecer el Sistema Inmunitario.

<u>Fuentes</u>:
mariscos, pescado, carne, hígado, semillas y nueces, productos lácteos, cereales integrales, levadura de cerveza inactiva.

Mo (Molibdeno)

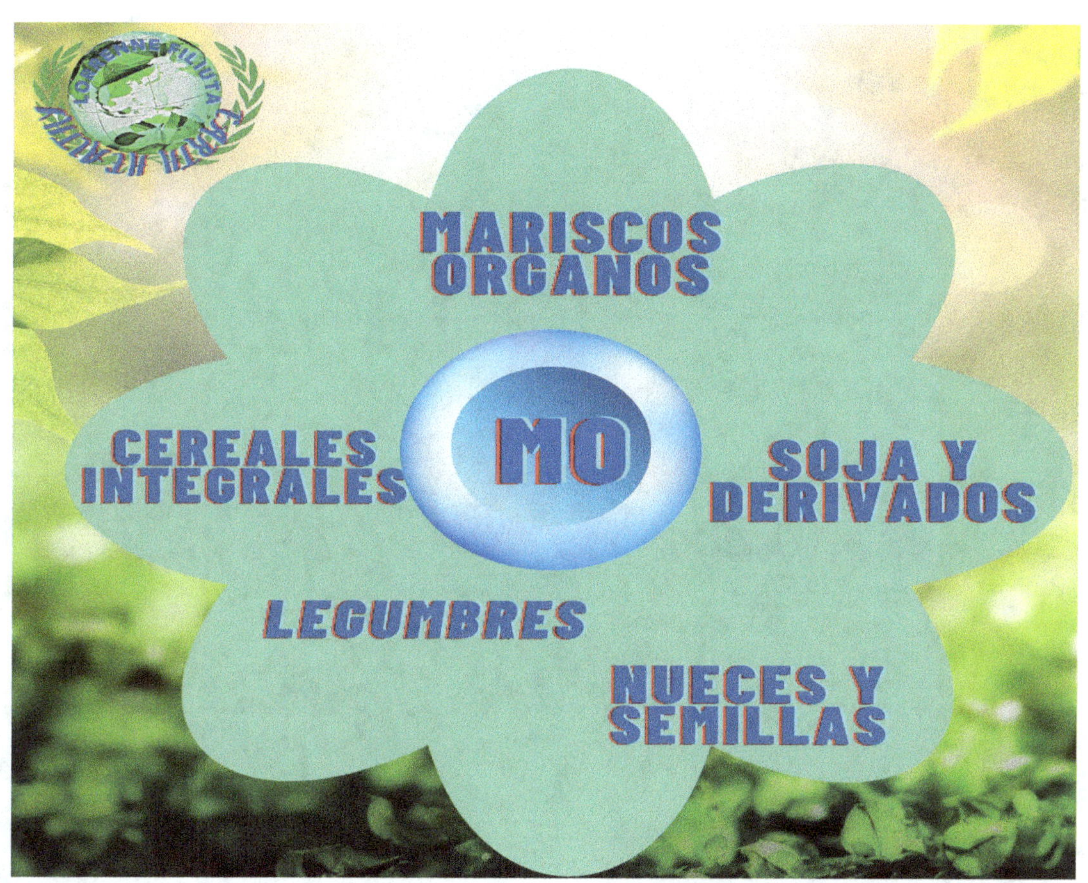

<u>Funciones:</u>

en los procesos metabólicos, principal enzima en la absorbcion de hierro, síntesis ADN, interviene en metabolismo de los medicamentos y eliminación de las toxinas.

<u>Fuentes</u>:

legumbres, cereales integrales, nueces y semillas, leche y derivados, órganos, carne y mariscos, soja y derivados.

S (Azufre)

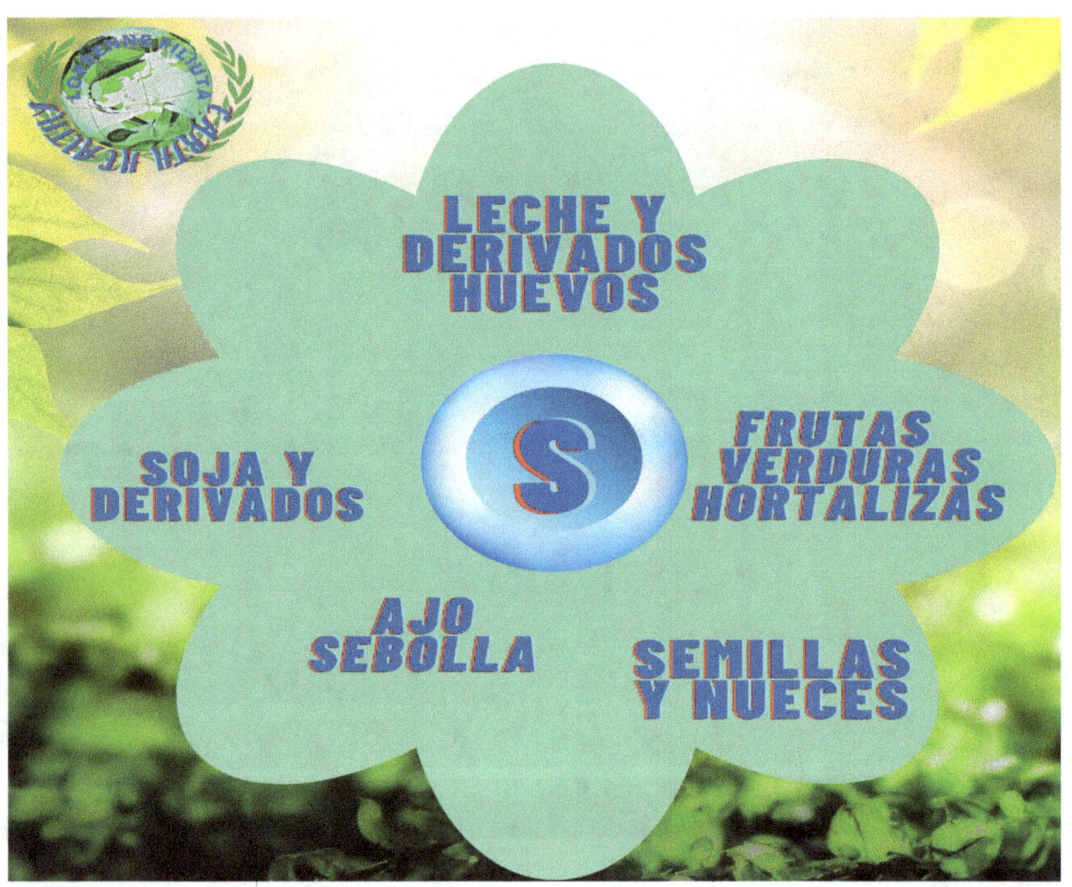

Funciones:

es parte componente de hormonas y vitaminas, interviene en metabolismo de las proteínas, grasas y hidratos de carbono. Puede producir retraso en crecimiento por deficiencia.

Fuentes: carne, pescado, leche y derivados, legumbres, ajo y cebolla.

Capitulo IV

RECETAS

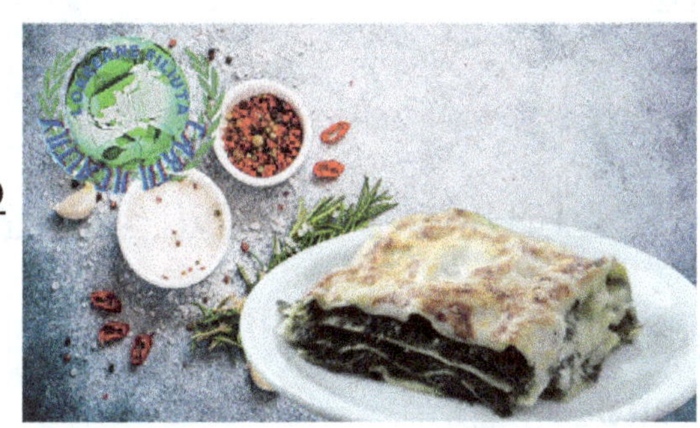

Lazaña con espinaca y queso feta

Ingredientes/ración:

-150 g espinaca congelada
-10 ml aceite
-50 g queso feta
-150 g hojaldres de lazara
-2 dientes de ajo

Modo de preparación:

En una sartén se fríe 5 minutos la espinaca descongelada con 1 cuchara de aceite y 2 dientes de ajo; se deja enfriar y luego se pone

en un vaso de dimensiones de las hojas de hojaldres y se alterna
una hoja de hojaldre, espinaca, queso hasta que se termina la
espinaca; al final se pone una hoja de hojaldre, se espolvorea con
aceite y se hornea a 180 grados, 15 minutos.

Ternera al curry con ensalada de repollo, ensalada de maíz y guisantes

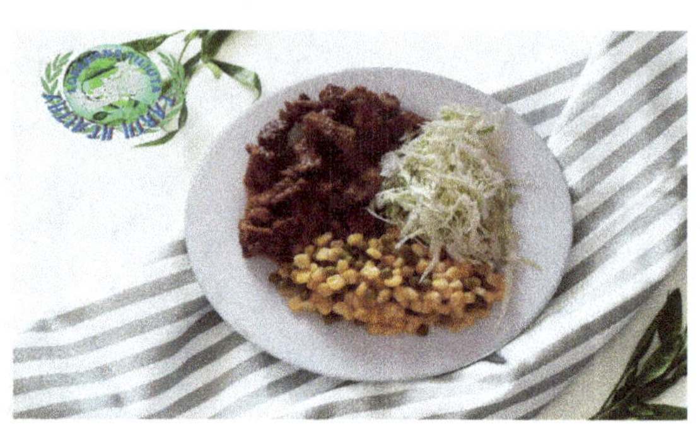

Ingredientes/ Ternera al curry/ración:

-150 g ternera magra
-10 ml aceite
-especias (½ cucharadita curry, ½ cucharadita orégano, eneldo,
perejil, tomillo)
- 3 dientes de ajo
-1 pizca de sal
-1 hoja de laurel

Modo de preparación:

En una cacerola se pone ha hervir la carne troceada, con los
dientes de ajo picados, las especies, el aceite, la sal, y se hecha
agua hasta cubrir la carne. Se deja hervir hasta que la carne se
ablanda.
Se sirve con ensalada de repollo, ensalada de guisantes y maíz.

Hamburguesa de quinua

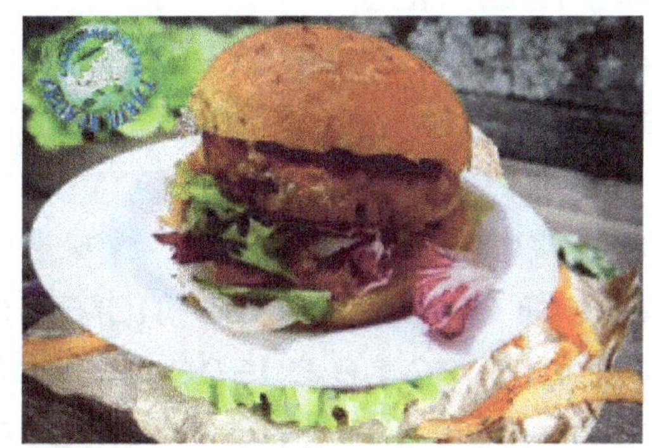

Ingredientes/ración:

-50 g quinua

-50 ml salsa de tomate

-100 g patata hervida

-pan rallado para absorber la humedad

-harina de trigo

Modo de preparación:

Se va ha hervir 50 g de quinua con caldo de verduras y luego se mezcla con los restos de ingredientes y se baten con una batidora vertical, se moldean las hamburguesas y se cuecen al horno a 180 grados hasta que se doran.

Se sirve en un panecillo con ensalada y salsa preferida.

Leche de cáñamo

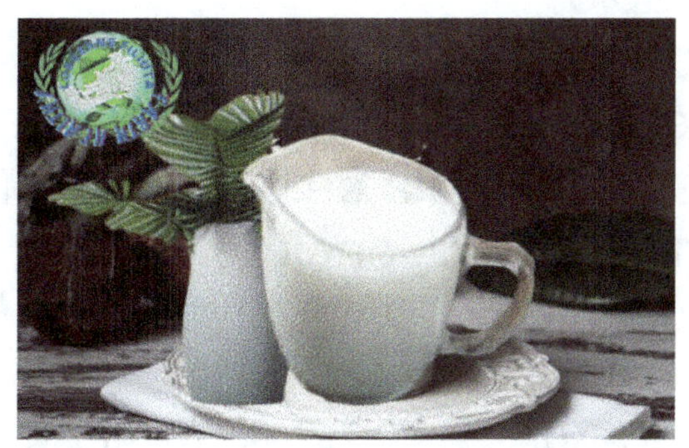

<u>Ingredientes/5 raciones:</u>
-250 mg semillas de cáñamo sin cascaras
-1litro de agua

<u>Modo de preparación:</u>
En una liquadora se ponen los ingredientes, se mezclan 1 minuto a alta velocidad y luego se puede guardar en la nevera por unos días. Se sirve con el edulcorante deseado: miel, sirope de agave, etc.

Pimiento relleno de arroz y champiñones:

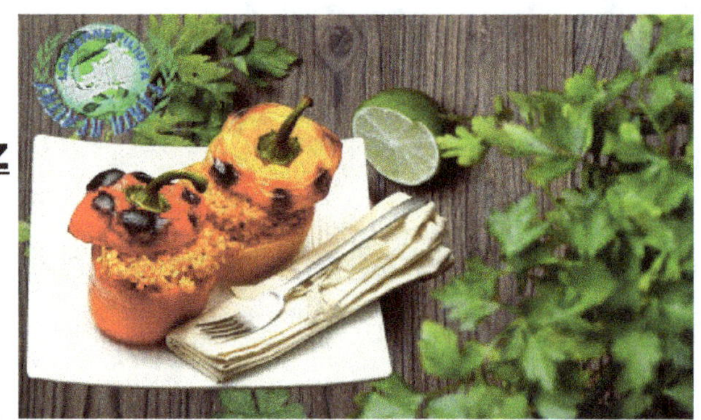

<u>Ingredientes/4 raciones:</u>
-100 g arroz
-100 g trigo de grano entero
-1 cebolla
-zanahoria
-50 g raíz de apio
- 50 ml aceite
-30 ml tomate frito
-especias (½ cucharadita de cúrcuma, pimienta negra, jengibre, orégano, tomillo, perejil, eneldo, sal)
-300 g champiñones
-1 limón
-4 pimientos grandes redondos, frescos

Modo de preparación:
Se hierven el arroz y el trigo hasta que se hincha, unos 10 minutos
y se mezclan con los vegetales picados y las especies. Se rellenan
los pimientos que han sido ya limpiados y eliminado las semillas y
se hierven en una hoya 30 minutos.
Hay que tener atención en cubrir los pimientos con agua; echar un
poco de aceite y tomate frito en el agua y el zumo de un limón;
sellarlos encima con un poco de harina para no romperse el relleno,
y taparlos con las mismas tapas de los pimientos o un trozo de
tomate fresco.

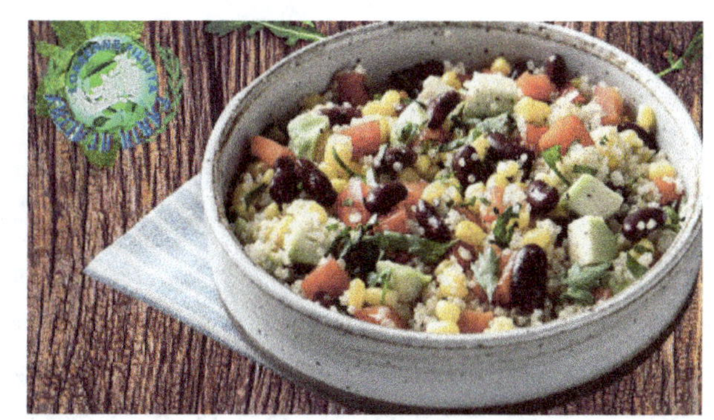

Ensalada de quinua

Ingredientes/ración:

-100 g quinua hervida
-50 g alubias negras
-1 tomate crudo picado
-50 g tofu
-1 cebolla picada
- 2 cucharadas de aceite de oliva

Se hierve quinua en caldo de verduras y se mezclan con los demás ingredientes.

<u>Piure de alubias, arroz con verduras, ensalada con semillas de girasol, sésamo</u>

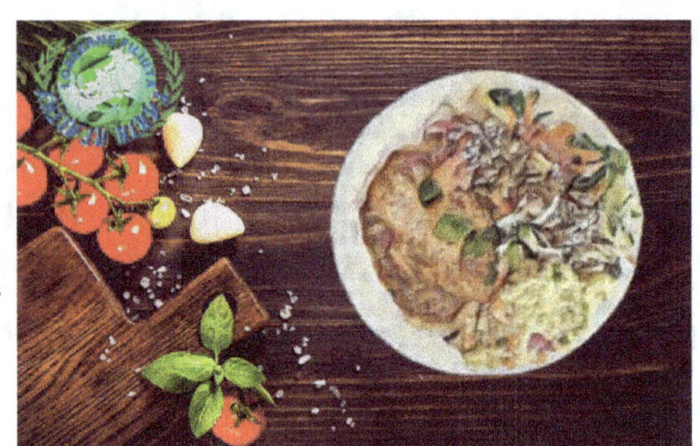

<u>Ingredientes/ piure de alubias:</u>
-80 g alubias blancas
-30 g salsa de tomate

<u>Modo de preparación:</u>
Las alubias secas se dejan en remojo al menos 12 horas, y se hierven con sal, 3 dientes de ajo y una hoja de laurel.
Para que sea mejor digerible, menos flatulentas y eliminar los fitatos que impiden que los nutrientes se pueden absorber, hay que escurrirlas 2-3 veces. Siempre el agua de cambo tiene que ser caliente para no romper el proceso de cocinar y endurecerse.
Después de hervir se escuren, se baten con la batidora de mano, se mezclan con aceite y un poco de caldo de las mismas alubias hasta tener la consistencia deseada y se sirve con arroz con verduras y ensalada.

Patatas rellenas

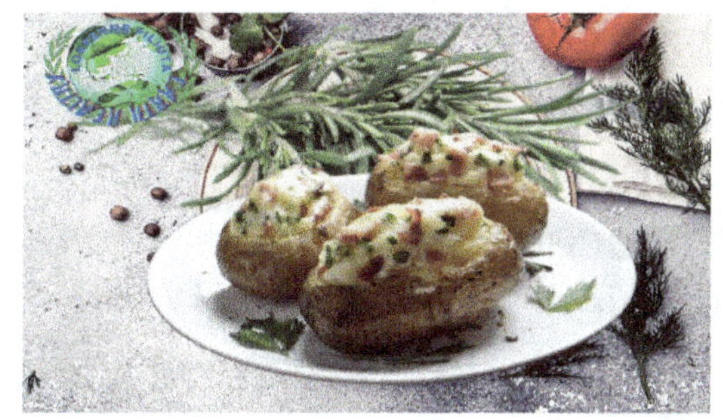

<u>Ingredientes:/ración</u>
-1 patatas grande horneada
-50 queso Feta
-50 queso curado
- eneldo

<u>Modo de preparación:</u>
Se hornea la patata durante 1 hora a 180 grados, se elimina la parte de medio con una cuchara y luego la misma patata eliminada se mezcla con queso, eneldo, la mitad de queso curado, se vuelven a rellenar las patatas, se espolvorea por enzima el queso restante y se gratina al horno 15 minutos.

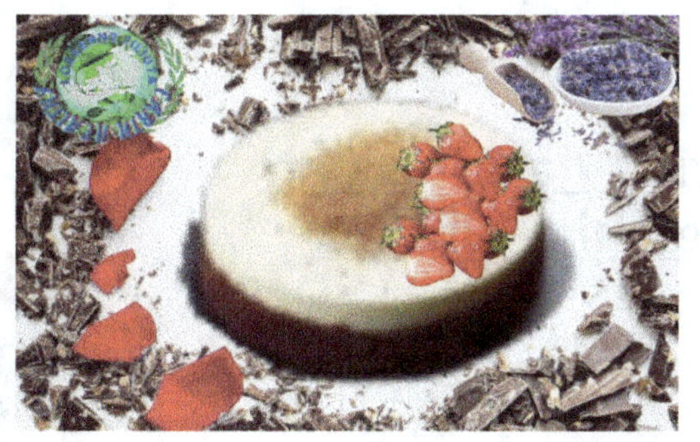

Cheesecake

74

Ingredientes/base/ 6 raciones:
-300 g galletas sin azúcar trituradas
-150 g nueces molidas
-2 cucharadas cacao en polvo
-2 cucharadas miel
-2 cucharadas aceite de coco derretido
-50 ml compota

Ingredientes/ relleno:
-500 g queso fresco
-200 ml nata para montar
2 cucharadas de miel

 Ingredientes/decoración:
-cacao
-chocolate rallado
-frutas a elegir

Modo de preparación:
Se mezclan todos los ingredientes para la base y se ponen en un molde para tarta, encima se pone la crema batida, hecha de queso y nata y encima se decora con cacao espolvoreado, chocolate rallado y frutas.

Pan de harina de trigo con semillas de chia, girasol, sésamo, lino

<u>**Ingredientes:**</u>
-300 g harina blanca de trigo
-200 g harina integral de trigo
-100 g semillas de girasol
-2 cucharaditas de semillas de chilla, lino, sésamo
-10 g levadura de cerveza seca
-1/2 cucharadita de sal
-2 cucharadas de aceite
-agua

<u>Modo de preparación:</u>
 En un vaso se mezclan los ingredientes secos; aparte se prepara
el agente de crecimiento hecho de levadura mezclada con 50 ml
agua y 1 cuchara de azúcar, cual se deja por 5 minuto para
activarse, luego se mezclan la levadura, la sal, el aceite con la
harina y agua caliente hasta obtenerse una masa homogénea,
elástica; se amasa por unos minutos y se deja en medio caliente1
hora hasta doblarse el volumen.
Después de crecer, se amasa de nuevo y se forman los panes de
forma deseada y se deja otra vez en medio caliente por otra hora;
luego se hornean a 180 grados; el tiempo dependiendo del tamaño
del pan.

<u>**Salmón a la parrilla,
polenta, col de Bruselas
con salsa tahini**</u>

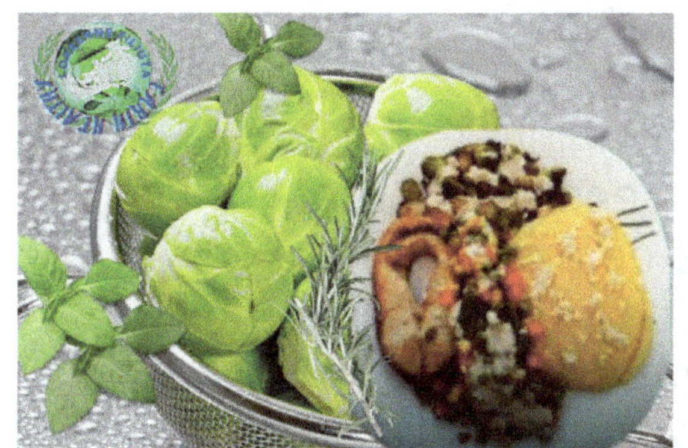

Ingredientes/salmón:

-1 filete de 150 g de salmón

-sal

Modo de preparación:

Se espolvorea el filete de salmón con sal y se prepara en una sartén para asar junto con las coles de Bruselas (las coles se limpian, se cortan por la mitad, se condimenta con sal).

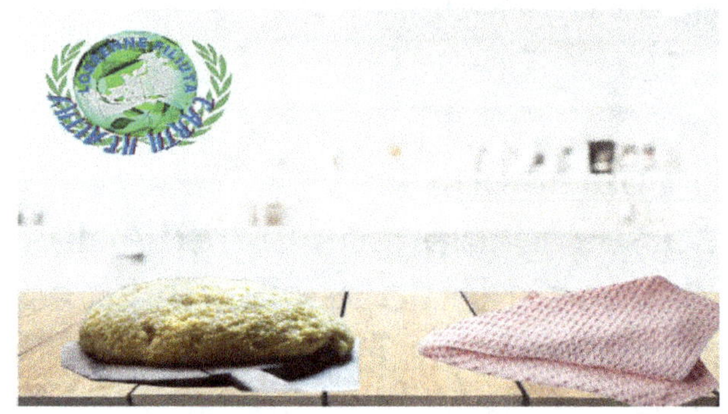

Polenta

Modo de preparación:

En una cacerola se pone agua al fuego medio con un poco de sal; cuando empieza a hervir se hecha la harina de maíz, en polvo, despacio para no hacerse grumos (la cantidad y el tiempo de cocción varia en función de tipo de harina de maíz) y se mezcla con un batidor de alambre. Se puede añadir aceite, o queso, o mantequilla para enriquecerla.

Salsa de tahini

Ingredientes:

-1 cuchara tahini

-1 cuchara aceite de oliva

-2 dientes de ajo

-1 pizca de sal

-10 ml agua

-1 cuchara zumo de limón

77

<u>Modo de preparación:</u>
Se mezclan los ingredientes en una licuadora y se baten. Se puede guardar en la nevera unos días.

Guacamole

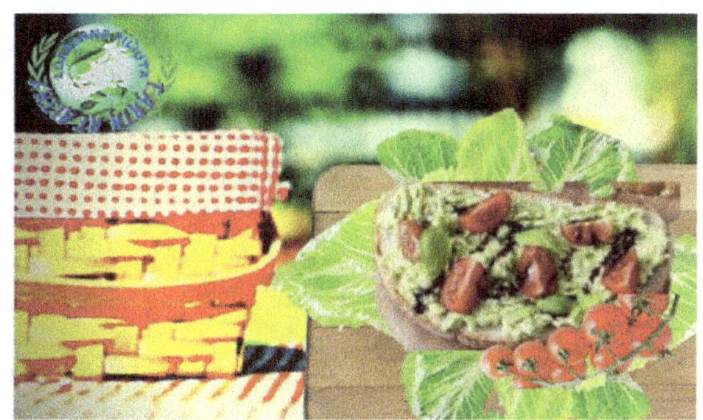

<u>Modo de preparación:</u>
Un aguacate maduro se tritura y se mezcla con 2 dientes de ajos picados y una cuchara de aceite. Se sirve con una rebanada de pan tostado.

Pudin de chia

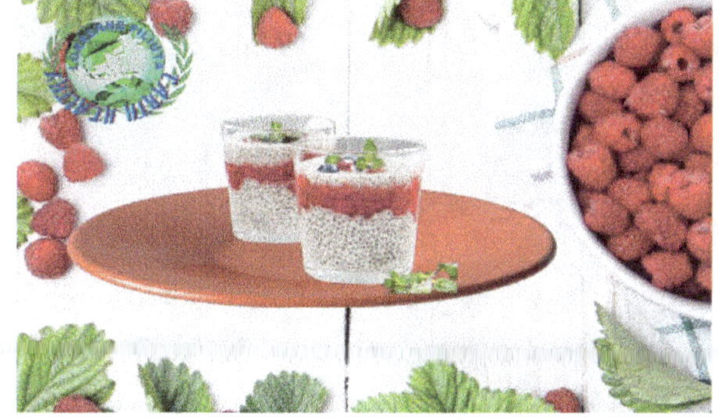

<u>Modo de preparación:</u>

250 ml de leche de soja se deja reposar unos minutos con 2 cucharaditas de semillas de chia y 1 cuchara de miel y se sirve con las frutas preferidas.